Maria A. Sinning
Peers Körper-Fabrik

Danksagung

Ein großes Dankeschön geht an Ruth für
das professionelle Korrektorat. Durch sie
habe ich Kommata kennengelernt, von deren
Existenz ich bis dato nichts geahnt habe.

Mein besonderer Dank gilt Christiane.
Sie überzeugte mich davon, dass Bücher
auch schön aussehen dürfen. Zudem hat sie
mich überredet, das Design des Buches
besser aus der Hand zu geben und es ihr
zu überlassen. Ich finde, das hat sich gelohnt.

Maria A. Sinning

Peers KÖRPER-FABRIK

Long Covid und ME/CFS:

Leben gestalten

durch Energie verwalten

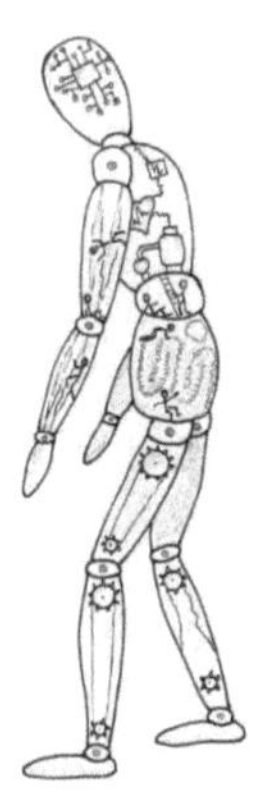

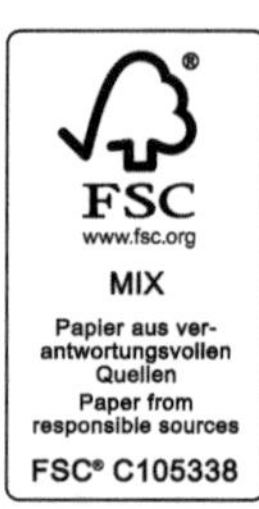

Impressum

Bibliografische Information der Deutschen Nationalbiblithek:
Die Deutsche Nationalbibliothek verzeichnet diese
Publikation in der Deutschen Nationalbibliografie; detaillierte
bibliografische Daten sind im Internet über http://dnb.dnb.de
abrufbar.

Korrektorat: Ruth Schäfer

Satz und Layout: Christiane Busch

Verlag: BoD · Books on Demand GmbH,
In de Tarpen 42, 22848 Norderstedt, bod@bod.de

Druck: Libri Plureos GmbH,
Friedensallee 273, 22763 Hamburg

ISBN: 978-3-7693-7823-8

INHALTSVERZEICHNIS

VORWORT

Über mich

Ich hatte Glück im Unglück.

Das Unglück traf mich im November 2021, als ich nach einer mild verlaufenen Coronainfektion nicht wieder gesund wurde. Statt wieder zu Kräften zu kommen, baute ich immer weiter ab, bis ich am Neujahrsmorgen 2022 mit einem riesengroßen Crash zusammenbrach. Danach gehörte ich lange zu den schwer Betroffenen. Und bis heute erschüttert es mich, dass meine damaligen Beschwerden nicht ausreichten, in die Klassifizierung „sehr schwer betroffen" zu fallen.

Ich wankte morgens vom Bett zum Sofa, wo ich den Rest des Tages verbrachte. Der Kopf war die meiste Zeit des Tages zu keinem klaren Gedanken fähig, als sei das Gehirn in dichten Nebel gehüllt. Um das Fernsehprogramm zu verstehen, reichte es meist nicht; nicht einmal, wenn alte Gerichtsshows liefen. Alle paar Tage genügten Kraft und Konzentration, um ein bisschen zu telefonieren. Wenn ich ebenso selten versuchte, das Haus zu verlassen, fror ich zusätzlich zu allen anderen Beschwerden hinterher stundenlang.

Aber ich konnte die Vorhänge geöffnet lassen, selbstständig zur Toilette, ab und zu unter die Dusche gehen und beim Essen den Löffel selbst halten. Viel mehr braucht es nicht, um nicht unter die „sehr schwer" Betroffenen zu fallen.

Ich hatte Glück im Unglück.

Der wichtigste Baustein des Glücks bestand darin, dass ich sofort vom „Pacing" gelesen hatte und unmittelbar und instinktiv wusste, dass mir alles andere schaden würde. Pacing ist die Kunst, nur noch so viel Energie auszugeben, wie man besitzt, und immer rechtzeitig Pausen zu machen. Es ist eines der wichtigsten Instrumente des Krankheitsmanagements für LongCovid und ME/CFS Betroffene. In der Regel bedeutet das, sehr viel weniger zu tun und sich sehr viel mehr zu schonen als einem lieb ist.

Dann habe ich das große Glück, dass meine Frau ebenfalls sehr schnell verstanden hat, wie wichtig Pacing ist, und mich eifrig darin unterstützt. Sie sieht inzwischen oft schneller als ich, wenn meine Kraft zu Ende ist, und achtet darauf, mich zu bremsen.

Ein weiterer Baustein des Glücks ist meine Verbeamtung. Dadurch blieben mir viele Kämpfe erspart, die andere Betroffene zu kämpfen gezwungen werden. So konnte ich auf meine Grenzen achten, während andere viel zu anstrengende Behördengänge, Begutachtungen und Behandlungen aller Art über sich ergehen lassen müssen, um finanziell halbwegs überleben zu können.

Die notwendig zu regelnden Dinge konnte ich sehr einfach mit meinem Dienstgeber abklären. Keine Krankenkasse fand, dass ich andere und mehr Untersuchungen oder Behandlungen bräuchte, als ich selbst gewollt hätte. Ich wollte kaum eine, denn mir hätte die Kraft dafür gefehlt: Der Weg zum Facharzt, die Zeit im Wartezimmer, die Gespräche, all das hätte mich um Wochen und Monate zurückgeworfen.

Und nicht zuletzt hatte ich zufällig ein Sabbatjahr angespart. Dafür behält der Arbeitgeber über einige Jahre einen Teil des Gehalts ein, obwohl man voll arbeitet. Im Sabbatjahr ist man freigestellt und bekommt den vorher einbehaltenen Betrag monatlich ausgezahlt.

Als es mir, nach über einem Jahr, gut genug dafür ging, sind meine Frau und ich für dieses Sabbatjahr ins Wohnmobil gezogen und im Schneckentempo durch Frankreich und Spanien gereist. Die Krankheit gab unserer Reise ein heilsames Zeitlupentempo, und ich konnte lernen, dass darin durchaus auch eine eigene Schönheit liegen kann.

Gesundheitlich hat mich die Reise deutlich stabilisiert. Ich kann meine Kräfte nun sehr viel besser einschätzen und breche dadurch nur noch selten und nicht mehr so allumfassend zusammen.

Dienstfähig bin ich dennoch nicht. Nach dem Sabbatjahr wurde ich in den Vorruhestand versetzt. Auch wenn es mich schmerzt, meiner geliebten Arbeit nicht mehr nachgehen zu können, erlaubt mir die Pensionierung, in aller Ruhe gesundheitliche Fortschritte zu machen.

Natürlich erlebe auch ich, wie alle anderen Betroffenen, einen massiven finanziellen Einbruch. Die Restaurants, in denen wir nun nicht mehr essen gehen können, leiden darunter. Ein Thema, über das viel zu wenig gesprochen wird: In Zeiten von Fachkräftemangel und schwindender Kaufkraft leistet es sich unsere Gesellschaft, nicht genug in Forschung zu investieren und so zigtausende arbeitswillige Menschen nicht zu heilen.

Durch diese „Bausteine zum Glück" konnte ich mehr zum Thema Pacing ausprobieren, reflektieren und Umdenken lernen als andere Menschen. Dieses Mehr ist mir nur durch „Zu-Fall" zugefallen, daher empfinde ich es nicht als mein Eigentum, sondern möchte es teilen.

Das, wovon ich im Buch erzähle, macht nicht gesund, jedenfalls nicht auf die Schnelle. Sonst gäbe es dieses Buch gar nicht, weil ich, anstatt es zu schreiben, meinem Beruf nachginge.

In diesem Buch möchte ich von Stellschrauben erzählen, die helfen, die wenige vorhandene Energie nicht unbemerkt verpuffen zu lassen, sondern das Ausgeben wieder etwas mehr selbst zu gestalten.

In vielen Gesprächen in Online-Selbsthilfegruppen ist mir aufgefallen, dass es Menschen leichter fällt, ihr defektes Auto oder ihren Mixer zu schonen als sich selbst. Also habe ich ein Bild gesucht, den Körper als eine Art Maschine darzustellen, als Fabrik.

So entstand die Geschichte von Peer Perfektssons Körper-Fabrik. In seinem Körper sind alle Einzelteile kleine Maschinen und werden von beseelten Mitarbeiterinnen und Mitarbeitern bedient. (Das kommt dabei heraus, wenn man mit „Karius und Baktus" und mit „Otto" aufwächst.)

Da die Energieversorgung der Körper-Fabrik gestört ist, müssen die Mitarbeitenden lernen, Peers Fabrik mit deutlich weniger Energie zu betreiben. Wichtiger als die medizinische Genauigkeit war mir dabei, Bilder zu schaffen, die beim Umsetzen des eigenen Pacing-Programms helfen. Die medizinisch gebildete Leserschaft möge mir allzu grobe Vereinfachungen verzeihen. Nach den Kapiteln folgt jeweils eine kurze Einordnung.

Nicht alle Dinge, die Peer ausprobiert, sind für jeden geeignet und umsetzbar. Gerade Schwerstbetroffene haben so wenig Energie zur Verfügung, dass das Sparen gar nicht möglich ist. Eltern von kleinen Kindern sehen sich mit unendlich vielen zusätzlichen Aufgaben konfrontiert. Selbständige müssten bei noch mehr Schonung ihre Firma schließen. Staatliche Leistungen werden oft von einem Antragsmarathon begleitet, der sich mit dem notwendigen Kräfteeinteilen nicht vereinbaren lässt.

Aber vielleicht helfen einzelne Gedanken weiter. Und vielleicht tut es der ein oder dem anderen auch gut, zu lesen, dass sie oder er bereits auf einem guten Weg ist. Und nicht zuletzt wollte ich einfach eine Geschichte erzählen: Peers Geschichte, mit seinen Emotionen, Gedanken und Gefühlen, in der sich andere Betroffene wiederfinden können.

KAPITEL 1

Ein Schaden wird diagnostiziert

Missmutig schritt Peer Perfektsson durch seine Körper-Fabrik. Was war nur mit ihr los? Noch vor Kurzem war sie eine großartige Produktionsstätte voller Leben, voller Kraft, voller Ideen gewesen. Und jetzt? Seit einiger Zeit liefen alle Maschinen fehlerhaft. Wohin er auch schaute: Zeitlupe, Fehlleistungen oder gar Stillstand.

Die Nervenstränge der Fabrik, früher fest wie Stahlseile, waren plötzlich viel zu stark angespannt. Für diese Spannung waren sie nicht ausgelegt. Arbeiten konnten sie so nur noch im Notbetrieb. Ständig meldeten sie Überlastung, und Peer Perfektsson fragte sich, wie lange sie überhaupt noch halten würden. Den Muskeln der Fabrik hingegen hätte etwas mehr Kraft gutgetan. Schlaff lagen sie auf dem Sofa herum. Wie sollte man mit solch einem Material arbeiten?

Und auch die Heizung machte, was sie wollte. Unglücklicherweise kannte sie nur noch zwei Extreme: Entweder war die Fabrik, auch bei strahlendem Sonnenschein, wie tiefgefroren, oder man kam um vor Hitze. Meistens aber war es eiskalt. Was immer mit den Schalldämpfern los war, sie funktionierten nur noch gelegentlich. Dauernd waren die Geräusche so laut, als explodiere ein Dampfkessel. Und dann noch dieser Pfeifton!

Besonders schwer betroffen war der Maschinenraum des Gehirns. Als habe jemand eine Nebelmaschine aufgestellt, vernebelte dichter Rauch jeden Winkel des Raums. Nur tastend kam Peer in ihm vorwärts.

Und regelmäßig brach das ganze System komplett zusammen und weigerte sich über Stunden, Tage, manchmal Wochen, auch nur die einfachsten Arbeiten zu verrichten. Alles stand still nach so einem Crash.

Wie viele Spezialisten hatten sich die Maschinen schon angeschaut? Keiner hatte etwas gefunden. Mal hatte Peer zu hören bekommen, das sei normal, die Maschinen seien nicht mehr die Jüngsten. Mal zuckte der Mechaniker mit den Schultern: Ja, das sei wirklich unangenehm. Aber sein Wissen reiche leider nicht aus. Vielleicht gäbe es noch andere Fachleute? Die einen hatten geschmiert und geölt, die anderen gemessen – den Unterschied hatte Peer vor allem auf dem Konto gemerkt.

Immer wieder kam es vor, dass eine Maschine genau in dem Moment funktionierte, in dem sie untersucht wurde. Kaum aber war der Mechaniker wieder fort, fiel ausgerechnet dieses Gerät für Tage komplett aus. Solche Untersuchungen waren besonders unangenehm. Peer erinnerte sich an demütigende Sprüche, ob er sich den Schaden vielleicht nur einbilde oder, ob er sich mit der Maschine einfach nicht genug Mühe gäbe. Als könne er auf Knopfdruck den Raum des Gehirns mit Nebel füllen und als ginge er hin und stelle die Temperatur zum Vergnügen mal rauf und mal runter. Aber je öfter er mit solchen Aussagen konfrontiert wurde, desto mehr geriet er in Selbstzweifel. Konnte man sich Nebel im Gehirn-Raum wirklich einbilden?

Heute stand wieder so ein Fachbesuch ins Haus. Der wievielte nun schon? Was wohl dieses Mal herauskäme? Dass er nur nicht genug wollte?

Die Dame stellte sich als Frau Pacing vor, Patricia Pacing. Sie war eine ernste, ruhige Person, auffallend korrekt gekleidet. Alles an ihr strahlte Disziplin aus. Zu Peers Verblüffung hörte sie aufmerksam zu, tat nichts als belanglos ab und fragte immer wieder Einzelheiten nach:

Wann genau die Maschinen ausfielen, ob es einen zeitlichen Zusammenhang zu Überlastung gäbe, ob die Probleme auch mal zeitlich versetzt nach einer Überlastung aufträten. Während er von den Crashs berichtete, fiel ihm auf, dass sie tatsächlich immer dann kamen, wenn die Maschinen vorher etwas intensiver gelaufen waren. Er schöpfte neue Hoffnung. Dann aber sprach sie doch wieder diesen einen Satz, den er schon so oft zu hören bekommen hatte: „Ihre Maschinen sind in Ordnung."

„Warum laufen sie dann nicht richtig? Warum rauchen und dampfen sie? Bringen keine Leistung? Haben wahlweise zu viel oder zu wenig Druck? Machen, was sie wollen? Ich bilde mir das doch nicht ein!"

„Nein", antwortete Patricia Pacing. „Sie bilden sich das nicht ein. Zwar sind Ihre Maschinen in Ordnung, aber Ihre Fabrik hat dennoch einen großen Schaden. Wir haben die Wirkweise Ihres Schadens noch nicht genau durchschaut. Aber es scheint, dass mit Ihrer Stromversorgung etwas nicht stimmt. Bei Ihnen gibt es extreme Stromschwankungen, Unterbrechungen, zu wenig Leistung und kompletten Stromausfall. Ihre Maschinen können gar nicht richtig arbeiten, auch wenn sie in Ordnung sind. Denn es gibt nicht genug Energie, sie zu betreiben."

Peer Perfektsson spürte unendliche Erleichterung. Endlich ergab alles einen Sinn! Endlich verstand er, warum die ganzen Spezialisten nie etwas hatten finden können. Sie waren Spezialisten für Nerven, Muskeln oder Gehirne, nicht aber für Strom. Daher konnten sie den Fehler gar nicht finden, denn der lag weit außerhalb ihres Fachgebiets. Und nun, mit dieser Diagnose, würde er endlich Hilfe bekommen, und seine Fabrik könnte bald wieder den gewohnten Betrieb aufnehmen.

„Leider", meinte Frau Pacing, „stecken wir auf dem Gebiet der Energiegewinnung für Körper-Fabriken noch in den Kinderschuhen. Wir wissen gar nicht so genau, wie Ihre Fabrik Energie herstellt. Anders als in der Autoindustrie arbeitet ihre Körper-Fabrik mit interner Energiegewinnung. Deren Mechanismus haben wir noch nicht gut erforscht. Es gibt einige Theorien, und vielleicht ist darunter auch die richtige. Leider wissen wir aber nicht, welche. Ich kann Ihnen also keine Reparatur anbieten."

Wie ein Donnerschlag traf Peer diese Nachricht. Gerade erst hatte er so viel Hoffnung geschöpft wie noch nie. Endlich gab es einen Grund für alle Probleme. Und nun, obwohl er so einen entscheidenden Schritt weiter war, sollte es dennoch keine Reparatur geben? Er sank auf seinem Stuhl zusammen: „Und nun?", fragte er.

„Sie haben nur noch eingeschränkte Energie für Ihre Maschinen zur Verfügung. Sie sollten dringend lernen, mit dieser Energie auszukommen. Nur noch so viele Maschinen laufen lassen, wie Sie auch Strom haben! Stellen Sie alles ab, was nicht dringend gebraucht wird. Tun Sie nur noch das, was Sie sich vom Stromverbrauch her leisten können!"

„Sie meinen, ich soll hinnehmen, wie es meiner Fabrik geht? Ich soll aufgeben nach Hilfe zu suchen? Ihr nicht die Hilfe zukommen lassen, die sie braucht? Einfach akzeptieren, dass sie kaputt ist? Das kann ich nicht. Und ich möchte es auch nicht. Ich möchte für meine Fabrik kämpfen. Koste es mich, was es wolle."

Frau Pacing sah Peer an. Etwas Eindringliches lag in ihrem Blick, dem sich Peer kaum entziehen konnte.

„Sie missverstehen die Situation. Ihre Fabrik hat einen sehr ernsthaften Schaden. Und sie nimmt weiter Schaden, wenn Sie nicht aufhören, mehr Energie zu verbrauchen, als Sie haben. Noch hat Ihre Fabrik irgendwo in den tiefsten Winkeln kleine Reste Notstrom gespeichert. Sie sollten diese nicht auch noch verbrauchen.

Leider gilt die grobe Faustregel: Je kleiner die Notstromreserve, desto kleiner ist auch die Menge an neuer Tagesenergie. Umso länger Sie sich also weigern, Energie einzusparen, desto schlechter wird Ihre Lage, besonders, wenn Sie weiterhin so viel Energie verbrauchen, dass Ihr ganzes System zusammenbricht! Wenn Sie wirklich etwas für Ihre Fabrik tun wollen, dann hören Sie auf, sie zusätzlich zu schädigen."

„Aber", warf Peer trotzig ein, „es gibt doch so viele Berichte von erfolgreichen Reparaturversuchen! Das muss man doch durchprobieren!"

„Sie sind ein freier Mensch. Sie können all diese Versuche unternehmen, wenn Ihre finanzielle Situation das zulässt. Und tatsächlich kann es sein, dass es unter diesen Versuchen den einen gibt, der Ihnen hilft. Sie sollten dabei aber bedenken: Auch diese Versuche verbrauchen enorm viel Energie. Daher rate ich Ihnen, sich vor solch einem Reparaturversuch zu fragen: ‚Wie viel Kraft und Energie wird es mich kosten? Habe ich dafür genügend, auch wenn es nichts bringt, sondern nur kostet?‘ Versuchen Sie eine Reparatur nur dann, wenn Sie sich nicht schaden, falls die Reparatur erfolglos bleibt. Denn das ist bisher bei den meisten Reparaturversuchen der wahrscheinlichere Fall.“

„Nichts tun!“, Peer war verzweifelt. So viel Hoffnung, um nun zum Nichtstun verdammt zu werden? „Ich soll es einfach laufen lassen?“

„Genau das sollen Sie nicht“, antwortete Frau Pacing mit Nachdruck. „Sie lassen es im Moment laufen, denn Sie verbrauchen mehr Energie, als Sie haben. Sie richten damit Schaden an! Sie sollen lernen, Ihrer Fabrik nicht mehr zu schaden. Und eine gewisse Chance besteht, dass Ihre Fabrik ein kleines Regenerationsprogramm besitzt, das anspringt, wenn Sie Energie dafür übriglassen.

Bis es verlässliche Reparaturmöglichkeiten gibt, wird noch einige Zeit ins Land ziehen. Sorgen Sie dafür, dass Ihre Fabrik bis dahin so wenig Schaden nimmt wie möglich. Es kann sogar sein, dass Sie dadurch bald besser dastehen als heute. Aber dafür sollten Sie aufhören, dem Regenerationsprogramm Ihrer Körper-Fabrik im Weg herumzustehen.“

Vor den Diagnosen LongCovid und ME/CFS steht oft eine lange Odyssee, die zu den unterschiedlichsten Fachärzten führt. Das liegt auch daran, dass es bis jetzt noch nicht den einen, eindeutigen Nachweis für diese Krankheiten gibt. Bei einem Beinbruch kann man das Bein röntgen, den Bruch diagnostizieren und eine Behandlung einleiten. Bei vielen Formen von LongCovid und ME/CFS aber bleibt vor allem nur die Möglichkeit, zu schauen, ob die Beschwerden vielleicht doch einen anderen Grund haben könnten.

Um im Bild der Fabrik zu bleiben: Es gibt noch keinen Nachweis auf Stromausfall. Deswegen wird geschaut, ob die Maschinen aus einem anderen Grund schlecht laufen: Weil sie geölt werden müssen oder ein Zahnrad gebrochen ist. Man schaut, ob die Beschwerden von behandelbaren Krankheiten kommt. Dass Ärzte bei Untersuchungen nichts finden, ist daher eher der Normalfall. Sie finden die Ursache nicht, weil es noch keinen Nachweis(!) gibt, und nicht deswegen, weil es die Beschwerden(!) nicht gäbe.

Wenn also Ärzte nichts finden, ist das kein Ausdruck dafür, dass sie schlechte Ärzte wären.

Schlechte Ärzte werden sie nur dann, wenn sie folgern: „Wenn ich nichts finde, dann gibt es auch kein Problem." Leider kommt auch das vor.

Wichtigstes Merkmal für ME/CFS und eine große Gruppe der LongCovid Betroffenen ist die Belastungsintoleranz mit Zustandsverschlechterung nach Belastung, oder wissenschaftlich: Post-Exertionelle Malaise (PEM). Das bedeutet, dass sich nach einer Überlastung, und sei sie noch so klein, der Zustand deutlich verschlechtert.

Dummerweise passiert das auch zeitversetzt. Wer sich also am Dienstag überlastet, merkt es möglicherweise erst am Donnerstag. Dadurch kann man sich den ganzen Mittwoch unbemerkt weiter überlasten. Und bis man am Donnerstag die PEM zu spüren bekommt, hat man längst vergessen, womit man sie am Dienstag ausgelöst hat.

Manche spüren keine Verschlechterung. Ihnen geht es einfach immer schlecht. Das kann heißen, dass sie keine PEM haben. Es kann aber auch bedeuten, dass sie aus der PEM gar nicht mehr herauskommen.

Wenn ich für Peers Körper-Fabrik das Bild von Stromschwankungen und -ausfall gewählt habe, so ist das nicht medizinischen Erkenntnissen geschuldet. Vielmehr habe ich ein Bild gesucht, das möglichst einleuchtend ist und beim Umsetzen des Pacing-Programms hilft. Es würde mich aber nicht wundern, wenn sich eines Tages herausstellt, dass das Bild von den Stromschwankungen auch medizinisch gar nicht so verkehrt ist.

Frau Pacing macht Herrn Peer Perfektsson in diesem ersten Gespräch das Wichtigste überhaupt klar: „Ihre Körper-Fabrik hat einen schweren Schaden." Das einzusehen fällt ihm mit vielen anderen Erkrankten schwer. Entkräftung gilt in unserer Welt als etwas Harmloses, als eine kleine Schwäche, die man mit Willen überwinden kann. Aber ME/CFS ist eine sehr schwerwiegende, körperliche Erkrankung und bedeutet nicht, nur „ein bisschen müde" zu sein.

KAPITEL 2

Das Energiespar - Gremium nimmt seine Arbeit auf

Konstituierende Sitzung

Peer Perfektssons Laune hätte schlechter kaum sein können. Frau Pacing hatte ihm nicht nur ungeliebte Ruhe verordnet, sie hatte ihn auch zu einem Termin für eine Energieberatung eingeladen, zusammen mit dem Umweltteam seiner Fabrik. Ausgerechnet das Umweltteam!

Peers Verhältnis zu dieser Gruppe war mit „zwiespältig" nur unzureichend beschrieben. In Wahrheit war er einfach nur genervt von der Truppe. Sie waren nervtötend, pingelig und wollten sparen, um jeden Preis. Schon als die Fabrik noch lief, waren sie immer wieder auf ihn zugekommen, um Vorschläge zu unterbreiten, für die man mehr inves tieren müsste, als man hinterher gespart hätte. Er hatte die Mehrheit der Vorschläge bisher rundheraus abgelehnt. Und nun zwang Frau Pacing ihn, mit ihnen zusammenzuarbeiten. Sie würden diesen Triumph zu genießen wissen. Da war er sich sicher.

Frau Pacing hatte einen ganzen Katalog mit Fragen dabei, die sie in mehreren kleinen Sitzungen abzuarbeiten gedachte. Für heute stand das Thema „Zielvereinbarung" auf der Tagesordnung.

„Was ist Ihr Ziel, Energie einzusparen?“, fragte sie Peer Perfektsson.

„Das fragen Sie mich? Sie wollen doch, dass ich spare. Ich möchte, dass meine Fabrik so schnell wie möglich wieder rundläuft.“

„Das allerdings ist ausdrücklich kein Ziel unseres Energiesparprogramms“, erwiderte Frau Pacing. „Mit etwas Glück kann sich der Zustand Ihrer Fabrik langsam verbessern. Aber wir suchen vorerst Ziele, die auch einigermaßen realistisch erreichbar sind. In dem Fall also eher: Der Zustand der Fabrik soll sich nicht durch zu hohen Energieverbrauch weiter verschlechtern.“

Wäre Peer Perfektssons Laune nicht schon ganz unten gewesen, sie wäre noch ein bisschen gesunken. Er wollte vorwärtskommen, eine funktionierende Fabrik besitzen, mit ihr produzieren, worauf er Lust hatte. Noch immer tat er sich schwer mit der Einsicht, wie schwerwiegend der Schaden war.

„Sie sollten als oberstes Ziel vereinbaren, die Crashs Ihrer Maschinen zu vermeiden. Zumindest soweit es irgend geht. Ganz vermeiden werden Sie es nicht können. Dazu werden Sie mit zu vielen Unwägbarkeiten konfrontiert werden. Aber könnten Sie sich darauf einlassen: Soweit es an uns liegt, vermeiden wir Crashs?“

Peer Perfektsson nickte ergeben. Er hatte ja doch keine andere Wahl.

„Wie wäre es", meldete sich Knut Knauser zu Wort, „mit: Wir verbrauchen so wenig Energie wie möglich?"

„Nein", antwortete Frau Pacing streng. „Das ist nicht unser Ziel. Es geht nicht darum, grundsätzlich keine Energie mehr zu verbrauchen. Dann könnten Sie Ihre Fabrik gleich schließen. Es ist mir wichtig, dass Sie verstehen: Sie sollen ihre wertvollen Maschinen schonen. Die nehmen durch Crashs Schaden. Auf der anderen Seite aber müssen Sie vorhandene Energie auch nicht ungenutzt sich entladen lassen. Sie sollen ein Gespür dafür bekommen, wie viel Energie Sie zur Verfügung haben. Damit können und dürfen Sie Ihr Leben in der Fabrik so gut es geht gestalten.

Bisher laufen unkontrolliert Maschinen, bis sie das System zum Absturz bringen. Der Plan ist, dass in Zukunft Sie entscheiden, welche Maschine wann wie lange läuft. Sie sollen nicht gar nichts laufen lassen, obwohl Energie vorhanden wäre. Es geht darum, dass Sie entscheiden."

Zum ersten Mal, seit er Frau Pacing kennen gelernt hatte, atmete Peer ein wenig erleichtert auf.

„Gestalten, bestimmen, entscheiden. Das kann ich!", rief er erleichtert aus.

„Ich bin mir nicht sicher, ob Ihnen wirklich klar ist, was auf Sie zu kommt. Wenn ich Sie richtig verstanden habe, hat „gestalten" und „bestimmen" früher für Sie bedeutet, zu befehlen und Ihre Fabrik musste umsetzen, koste es, was es wolle. Ihre neue Aufgabe wird sein, nur noch das zu gestalten, was Ihre Fabrik auch sicher leisten kann. Dafür werden Sie sehr viel lernen und berücksichtigen müssen. Zum Beispiel:

- Welche Maschine braucht jetzt nicht zu laufen, damit eine andere Vorrang hat?

- Welche kann ich bewusst herunterfahren? Wissen Sie zum Beispiel wie Sie Gedanken herunterfahren? Nicht alle Prozesse lassen sich einfach stoppen.

- Wie viel Energie braucht welche Maschine in welcher Situation?

- Wie kann eine Maschine auch mit weniger Energie laufen?

- Wann brauchen heiß gelaufene Maschinen eine Zeit der Abkühlung?

Sie werden Energiemanager, und als solcher werden Sie auch sehr viele, sehr unpopuläre Entscheidungen treffen müssen. Und am häufigsten werden Sie entscheiden, Dinge bleiben zu lassen. Sind Sie dazu bereit?"

Peer nickte. Was blieb ihm auch anderes übrig. Am Ende der Sitzung hatten sie die Liste ihrer Ziele vollendet:

- So weit es an uns liegt, vermeiden wir den Crash.

- Wir wollen unsere wenige Energie bewusst für das einsetzen, was uns das jeweils Allerwichtigste ist. Dafür ist es notwendig, auf andere Dinge bewusst zu verzichten.

- Wir werden lernen, unseren Maschinen rechtzeitig Pausen zu gönnen.

- Wir hoffen, dass unsere Maschinen dadurch allgemein weniger Probleme haben, und dass wir auch wieder insgesamt mehr Energie zur Verfügung haben. Wir wissen aber, dass das nicht in unserer Macht liegt.

Damit beendete Frau Pacing die erste Sitzung, denn das gehörte ebenso zum Energiesparen: Auch bei dem, was der Fabrik guttun soll, nicht zu viel zu tun! Für die nächsten Sitzungen gab sie den Mitgliedern der Umweltgruppe mit, sich Gedanken zu konkreten Energie-Einsparmöglichkeiten zu machen.

Frau Pacing räumt hier mit den gängigen Vorurteilen über das Pacing auf. Die wichtigsten sind:

> ➢ Pacing ist nicht das Gleiche wie Pause machen!

Oft denken Betroffene: „Heute habe ich zu viel gemacht. Jetzt bin ich vollkommen fix und fertig und muss mich zum Pacing hinlegen." Das ist falsch. Pacing ist das Einteilen vorhandener Energie. Es hätte also stattfinden müssen, solange man noch über Energie verfügte. Und es hätte vermeiden sollen, dass man fix und fertig ist. Am wichtigsten ist Pacing solange man aktiv ist. Man kann Kräfte nur einteilen und sparen, wenn man welche hat. Es ist ein bisschen wie beim Geld sparen: Wer Geld besitzt, kann es sparen, indem er es nicht ausgibt. Aber ein Bettler, der kein Geld besitzt, spart nicht, weil er gerade keins ausgibt.

> ➢ Ziel des Pacings ist in der Regel nicht, gar nichts zu tun!

Wer wirklich Energie hat, kann sie auch nutzen. Allerdings ist für die meisten die Gefahr deutlich größer, zu viel zu tun. Wir geben in der Regel eher zu viel Energie aus. Aber deswegen sollte man nicht ins Gegenteil verfallen und nun zu wenig tun. Wir betreiben Pacing, damit wir unser Leben wieder etwas mehr selbst gestalten können.

➢ Ziel des Pacings ist nicht, gesund zu werden!

Es ist nicht garantiert, dass durch Pacing die Kräfte zurückkehren und die Fatigue zurückgeht. Bei manchen wird es „nur" bedeuten, die Verschlechterung aufzuhalten und weniger Crashs aushalten zu müssen. Und auch dort, wo sich deutliche Verbesserungen einstellen, passiert es in der Regel nicht über Nacht. Es ist oft ein monate- und jahrelanger Prozess. Und wahrscheinlich wird das Einteilen der Kräfte eine Lebensaufgabe.

Bernd Brocken

„Wir haben die Aufgaben in verschiedene Bereiche aufgeteilt", erklärte Bernd Brocken, Mitglied des Energiespar-Gremiums, zu Beginn der nächsten Sitzung. Er war ein gutmütiger, etwas untersetzter, älterer Herr. Von allen Mitgliedern des Energiespar-Gremiums war er Peer der liebste. Seine Ideen bezogen sich auf Bereiche, bei denen viel Energie auf einmal eingespart werden konnte. Ihm fiel auf, wenn im Keller eine veraltete Tiefkühltruhe auf Hochtouren lief, obwohl nur noch wenige Lebensmittel darin waren, die obendrein abgelaufen waren und niemand mehr essen wollte.

„Ich würde heute meine Ergebnisse vortragen, die anderen Mitglieder ihre in den kommenden Sitzungen."

Peer Perfektsson sank im Stuhl zusammen. Er hatte gehofft, mit der heutigen Sitzung genug für sein Energiesparprogramm getan zu haben. Gehörte es nicht auch zum Sparen, seine Nerven zu schonen und die lästigen Umweltberater möglichst weit von sich entfernt zu halten? Aber Bernd Brocken war schon mitten in seinem Vortrag.

„Ich habe mir genau angesehen, bei welchen Gelegenheiten unsere Fabrik crasht und zum Stillstand kommt. Grundsätzlich geht einem Crash eine

Überlastung voraus. Dabei sind mir verschiedene Bereiche aufgefallen.

Da ist zunächst die Abteilung „Muskeln, Bewegung und Ertüchtigung". Sie crasht besonders leicht. Gleichzeitig ist das der Bereich, der vorher oft die deutlichsten Warnsignale sendet: Unendlich schweres Grundgefühl, schmerzende Nerven und Muskeln, Herzrasen und deutliche Kurzatmigkeit zum Beispiel. In diesem Bereich sollten wir es am einfachsten haben, Überlastungen zu vermeiden. Falls nicht, müssten wir eine Zeitlang protokollieren, welche Arbeiten genau in dieser Abteilung anfallen. Und im Ernstfall gibt es einige hilfreiche Messmöglichkeiten. Dazu wird uns Theresa Tracker in einer der nächsten Sitzungen mehr mitteilen."

Peer seufzte. Das hätte er auch ohne Beratung herausbekommen. Aber immerhin sah er hier eine Möglichkeit, deutlich Energie einzusparen. Und wenn man das Ganze auch noch messen konnte, war er grundsätzlich zufrieden.

„Zu einem größeren Crash", fuhr Bernd Brocken fort, „kam es auch, nachdem wir eine Besuchergruppe im Haus hatten. Das hat mich zunächst erstaunt, denn wir hatten gefühlt kaum Arbeit und uns sehr über die Gruppe gefreut. Es war ein wunderschöner Nachmittag und alle waren sehr guter Stimmung.

Dann habe ich mir die Sachlage noch einmal genauer angesehen. Und siehe da, ich habe sehr viel versteckten Energieverbrauch gefunden:

- ✗ Die Putzkolonne hat doch etwas mehr vorbereitet als geplant.
- ✗ Die Kantine hat mehr gearbeitet als sonst.
- ✗ Die Abteilungen „Ohr" und „Auge" waren sehr aktiv.

Insgesamt war ich sehr erstaunt, wie viel Energie der Bereich „soziale Interaktion" frisst. Das hätte ich so nicht erwartet. Vor allem hätte ich es nicht bei einem Besuch erwartet, der uns insgesamt glücklich macht und guttut. Eine Besuchergruppe verbraucht unter Umständen mehr Energie als ein Spaziergang. Wir müssen diesen Bereich sehr deutlich im Auge behalten."

„Ich unterbreche ungern", fuhr ihm Peer ins Wort. „Aber wir können doch den Bereich „soziale Interaktion" nicht einfach schließen. Wir leben davon. Ohne unsere Sozialkontakte geht die Seele unserer Firma ein wie eine welke Primel!"

„Darüber haben wir uns im Energiespar-Gremium auch Gedanken gemacht. Es ist ein Teufelskreis. Crashen wir wegen der Abteilung Sozialkontakte, leidet die Firma. Schließen wir die Abteilung, leidet sie auch, nur anders. Unser Vorschlag ist, Besucher gruppen genauer zu planen und festzulegen, wie viel Energie wir dafür ausgeben können. Mit einigen wenigen Maßnahmen könnten wir sehr viel erreichen:

- Wir legen fest, wie lange Besuch bleiben kann und stellen einen Timer. Der klingelt etwas früher, damit noch Energie für die Verabschiedung übrig ist. Darüber informieren wir den Besuch bereits, wenn wir den Termin dafür ausmachen.

- Wir beschränken uns auf Besuch von wirklich engen Freunden. Das hat den Vorteil, dass man enge Freunde bitten kann, den Kuchen selbst mitzubringen. Das entlastet unsere Kantine.

- Wir schonen das Ohr mit Ohrstöpseln, die Sprache durchlassen, aber insgesamt die Geräuschkulisse abdämpfen.

- Wir reden ein ernstes Wort mit der Putzkolonne, was wirklich nötig ist und was liegenbleiben kann.

- Und nicht zuletzt teilen wir dem Besuch vorher mit, was wir können und was nicht. Vielleicht können wir Besuch sogar bitten, einfach nur da zu sein, ohne zu reden?

Wir sollten nicht darüber nachdenken, ob wir Besuch haben oder nicht, sondern wie viel Besuch und wie wir diesen Besuch so gestalten können, dass er sicher ist. Bestimmt freut es den Besuch auch, wenn er weiß, dass er uns nicht schadet."

Das war der Moment, in dem es Peer dämmerte, wie unglaublich viel Arbeit das auferlegte Energiesparprogramm werden würde. Dies alles erforderte sehr viel Kenntnis, welche Bereiche wie viel Kraft kosteten und wie sich das in der Summe auswirkte. Es erforderte aber auch viel klare Kommunikation mit Freunden. Und zuletzt würde es deutliche Worte an Bekannte brauchen, die nicht bereit waren, den Fabrikschaden anzuerkennen.

Doch die heutige Sitzung war noch nicht beendet. Zwei Punkte trug Bernd Brocken noch vor:

„Ich habe noch einen weiteren Crash analysiert. Der war zunächst für mich noch überraschender. Denn er wurde allein durch die Abteilungen Ohr, Auge und „Sinnesreize verarbeiten" ausgelöst. Mir war nicht einmal klar, dass Augen und Ohren überhaupt ernsthaft Energie verbrauchen können.

Aber anscheinend passiert der eigentliche Energieverlust vor allem in der Verarbeitungs-Abteilung. Denn Augen und Ohren verbrauchen im Wald, wo es weniger zu sehen und zu hören gibt, viel weniger Energie, als sie es in der Großstadt tun."

Peer staunte. Worauf man alles achten konnte. Er wäre gar nicht auf die Idee gekommen, den Energieverbrauch von Stadt und Wald zu vergleichen. Aber das Wissen war durchaus hilfreich. Die Lage der Fabrik am Stadtrand ließ beide Richtungen zu. Aber vorübergehend würde er nur eine wählen: die in die Natur.

Für den letzten Punkt der Sitzung wurde Bernd Brocken sehr ernst.

„Bei der Analyse aller Daten habe ich festgestellt, dass wir einen Bereich in seinem Stromverbrauch komplett falsch eingeschätzt haben. Er ist ein Energiefresser ungeheuerlichen Ausmaßes. Es ist die Abteilung für Emotionen, und da in besonderer Weise die Untergruppen Trauer, Wut, Verzweiflung und Streit. Und für dieses Problem ist mir keine richtige Lösung eingefallen.

Denn, wenn wieder einmal alles zum Stillstand kommt in unserer Fabrik, und es keine Perspektive gibt, wie es besser werden kann, dann arbeiten diese Untergruppen ganz automatisch. Das ist nicht zu stoppen. Wenn man dem Einhalt gebieten will, tropft stattdessen die Trauer aus allen Ritzen der Maschinen heraus. Das richtet fast mehr Schaden an, als wenn wir die Trauer zulassen."

„Wir haben also die Wahl zwischen Pest und Cholera", meinte Peer Perfektsson trocken.

„In bestimmten Fällen, ja", antwortete Bernd Brocken. „Was wir versuchen können: Unser bisschen Energie nach Möglichkeit für Dinge zu nutzen, die uns glücklich machen. So haben wir etwas, an das wir uns positiv erinnern, und etwas, auf das wir uns freuen können, wenn mal wieder alles schlapp in den Seilen hängt. Aber unter bestimmten Voraussetzungen sind wir tatsächlich machtlos. Erinnert ihr euch, als uns neulich die Nachricht erreichte, dass eine uns befreundete Körper-Fabrik für immer das Zeitliche gesegnet hat? Unter solchen Umständen haben wir keine Wahl."

„Können wir den massiven Energieverlust einrechnen und versuchen, ihn an anderer Stelle einzusparen?", fragte Peer. „Wenn wir in solchen Zeiten in den anderen Bereichen sparen: Bewegung, Begegnung und derlei mehr?"

„In wirklich dramatischen Situationen wird die Trauer vermutlich trotzdem mehr Energie verbrauchen als Sie mit Duschen oder Kochen einsparen können", antwortete Frau Pacing. „Aber grundsätzlich halte ich Energie für austauschbar: Was Sie an Energie bei der Bewegung sparen, können Sie für Emotionen nutzen."

Zum Schluss vereinbarten sie für den Bereich „große Energieverbraucher" folgende zwei Dinge:

- Nicht mehr als eine große Aufgabe am Tag.

- Diese eine Aufgabe so energieeffizient gestalten, dass sie keinen Crash verursacht.

HINTERGRUND

Bernd Brocken hat wichtige Beobachtungen gemacht. Wenn es darum geht, Überlastungen zu vermeiden, haben viele Menschen vor allem die körperlichen im Sinn. Die bilden aber nur einen kleinen Teil der Überanstrengung. In der Regel unterschätzen wir, wie viel Energie soziale Kontakte, Emotionen oder das Verarbeiten von Sinneseindrücken verbrauchen.

Was genau wie viel Energie verbraucht, ist sehr individuell. Das ist wie bei den Haushaltsgeräten bei uns zuhause. Bei den einen verbraucht der überdimensionierte Fernseher, der rund um die Uhr läuft, die meiste Energie, bei anderen die Hightech-Kaffeemaschine im Dauerbetrieb.

So bleibt nichts anderes übrig, als sich zu beobachten, was wie sehr anstrengt. Bei mir steht zum Beispiel „Verarbeitung von Sinneseindrücken" an oberster Stelle. Mein Körper würde einen Großstadtbummel inzwischen hinbekommen. Aber mein Hirn wäre hoffnungslos überfordert: Geschäfte, Reklame, Busverkehr, Straßenmusiker, viele Menschen – all das kann man sehen, hören, riechen … Das überfordert mich. Ich kann mittlerweile 25 Kilometer gemütlich mit dem E-Bike durch den Wald radeln. Aber wenn ich auch nur 15 Minuten mitten in der Fußgängerzone einer Großstadt im Straßencafé sitzen müsste, wäre ich heillos überfordert.

Bei anderen ist es umgekehrt. Die bewerkstelligen sogar den Frankfurter Flughafen und eine Fernreise, wenn sie jemand im Rollstuhl fährt und die Organisation übernimmt.

Wer sich auf den Weg machen möchte, seine „Großverbraucher" zu entdecken, darf diese also nicht nur in körperlichen Aktivitäten suchen. Im Blick bleiben müssen insbesondere das Verarbeiten von Sinnen, die Sozialkontakte und die Emotionen.

Inzwischen teilten sich alle Mitarbeitenden der Körper-Fabrik schon eine ganze Zeitlang die Kräfte ein. Peer fand, dass er seine Sache bereits ganz gut machte. Leider ging es seiner Körper-Fabrik nicht, wie er heimlich gehofft hatte, besser. Manchmal zweifelte er, ob dieses ganze Sparen wirklich richtig, wichtig und notwendig war.

Nun hatte Frau Pacing ihn und die Umweltgruppe eingeladen, noch einmal grundsätzlich auf die Situation zu schauen. Peer hatte sich vorgenommen, bei dieser Situation mitzuteilen, dass er bereits alles richtig umsetzte, ein Erfolg aber ausblieb.

Doch bevor er dazu kam, meldete sich Stefan Stopp zu Wort:

„Hier im Haus mühen sich inzwischen alle sehr", berichtete er Frau Pacing, „nur unser Chef zieht nicht richtig mit."

„Wie bitte?", rief Peer. „Was erlauben Sie sich? Ich soll nicht richtig mitarbeiten? Wie kommen Sie denn darauf?"

Stefan Stopp nahm seinen ganzen Mut zusammen, seinen Chef zu kritisieren:

„Schauen Sie", begann er, „wir alle achten ununterbrochen auf unsere Werte, auf Anzeichen, auf Symptome. Wir verzichten von morgens bis abends und nachts auch noch. Die Kantine möchte unglaublich gern mal wieder einen Kuchen backen, die Ohren wollen Musik hören, die Putzkolonne liegt uns allen in den Ohren, wann sie das Bad putzen darf. Das ist echt anstrengend für alle.

Und dann kommt Ihr Bruder zu Besuch, und Sie werfen alle Regeln über Bord: Er bekommt keinen Timer gestellt, Sie lassen vorher aufräumen, Sie rennen in die Küche um einen Löffel zu holen – als könne Ihr Bruder sich den nicht selbst holen – und so weiter und so fort. Nach dem Besuch waren wir alle zu mehreren Tagen Crash verurteilt. Tagelang mussten alle die Kopfschmerzen aushalten, nur, weil Sie Ihrem Bruder einen Löffel holen wollten!"

Natürlich wusste Stefan Stopp, dass nicht allein der Löffel an den Kopfschmerzen Schuld war. Er wollte aber deutlich machen, was für einen hohen Preis Peer gezahlt hatte, seinem Bruder keine Grenzen gesetzt und ihn bedient zu haben.

„Entschuldigen Sie bitte!", rief Peer. „Es handelt sich immerhin um meinen Bruder. Ich kann doch nicht meinen Bruder einfach wieder vor die Tür setzen. Das würde der nicht verstehen."

Noch einmal nahm Stefan Stopp all seinen Mut zusammen:

„Herr Perfektsson. Wenn Ihr Bruder damit nicht klarkommt, sich seinen Löffel selbst aus der Küche zu holen, dann ist das zunächst einmal sein Problem. Ich sehe nicht ein, dass ich deswegen tagelang mit Kopfschmerzen im Bett liegen soll."

Frau Pacing schaltete sich ein: „Ich habe den Eindruck, bei Ihrem Bruder fällt es Ihnen schwerer, auf Ihre Grenzen zu achten. Stimmt das?"

Nun erzählte Peer von der gemeinsamen Geschichte, von früher. Warum er seinem Bruder einfach gern eine Freude machen wollte, dass er ihm gegenüber aber auch keine Schwäche zeigen wollte. Er erzählte von schwierigen Beziehungen, von Liebe und Konkurrenzkampf, von nicht aufgearbeitetem Neid und gleichzeitiger tiefer Zuneigung.

„Herr Perfektsson", erhob nun Stefan Stopp wieder die Stimme. „Das sind ganz bestimmt wichtige Gründe. Und wenn wir eines Tages wieder zu Kräften gekommen sind, ist es sicher hilfreich, das alles ordentlich aufzuarbeiten. Wir kommen dann gern mit Ihnen mit, wenn Sie deswegen zur Psychologin wollen. Aber jetzt, jetzt ist die Zeit, einfach mal „Nein" zu Ihrem Bruder zu sagen. Schon in der Bibel heißt es: „Alles hat seine Zeit und seine Stunde." Jetzt ist die Stunde, einfach nur auf die Fabrik zu achten. Aufarbeiten können wir später immer noch."

Peer gerät beim Besuch seines Bruders in einen Konflikt. Einerseits verlangt der Schaden, dass Peer auf seine Grenzen achtet, und andererseits kommt er kaum gegen eingeübte Verhaltensmuster, Rollenbilder, Werte und Moralvorstellungen an. Das liegt nicht nur an Peer, sondern auch daran, dass Pacing und das auf die eigenen Grenzen Achten das Gegenteil von dem sind, was unsere gesellschaftlichen Normen und Werte vorgeben.

Peer muss in seinem Energiesparprogramm nicht nur auf viele seiner eigenen Wünsche verzichten, sondern sich auch gegen die Erwartungen anderer und der Gesellschaft stellen. Daher wird er sich zu einem späteren Zeitpunkt auch mit diesen Fragen auseinandersetzen müssen. So lange er noch so schwach ist wie gerade, tut er gut daran, auf Stefan Stopp zu hören: Jetzt ist erst einmal die Zeit, einfach nur Nein zu sagen, und die Auseinandersetzung mit seinen Werten und Normen anzugehen, wenn er wieder etwas mehr Kräfte hat.

KAPITEL 3

Konflikte mit Dr. P. und Sympa

Regina Rativ

Die Wochen strichen ins Land, und die bisherigen Erfolge beschrieb Peer Perfektsson eher mit „mäßig". Zwar crashten seine Maschinen tatsächlich seltener, und das war durchaus ein Wert für sich. Die Ohren fielen seltener in den Modus, in dem sie leise und unwichtige Töne als anstrengenden Lärm meldeten. Dafür allein hätte sich der ganze Aufwand fast schon gelohnt. Auch die Nervenstränge waren nicht mehr so angespannt. Entspannt waren sie noch lange nicht, aber viel seltener an dem Punkt, an dem er sich Sorgen machte, ob sie überhaupt noch hielten. Der Technikraum des Gehirns war seltener in dichten Nebel gehüllt. Eigentlich hätte Peer zufrieden sein können.

Doch er fand, er zahle einen hohen Preis. Denn in der Tat hatte er die Tätigkeiten seiner Firma dafür deutlich herunterfahren müssen. Er musste sich zwar eingestehen, dass die Fabrik über die Woche verteilt fast mehr produzieren konnte, wenn der Stillstand der Crashtage wegfiel. Aber vorher hatte er es zwischen den Crashs geschafft, Dinge am Stück zu erledigen oder etwas ausführlicher mit

Freunden zu kommunizieren. Inzwischen sah er ein, dass es genau diese Dinge waren, die den nächsten Crash überhaupt erst verursacht hatten. Und dennoch – es fehlte ihm die Befriedigung, ganz an seine Grenze gegangen zu sein und das Glück, seine Freunde ausgiebig zu treffen.

Nun saß er abends oft da und dachte: Jetzt habe ich zwar weniger Symptome, aber es nutzt mir nichts. Abends liege ich im Bett und denke, ich hätte viel mehr machen können. Ich habe meine Arbeit nicht geschafft, meine Freunde nicht getroffen und bin meinen Hobbys nicht nachgegangen. Ob ich nicht doch lieber die Symptome wählen sollte?

Auch sein längeres Gespräch mit der Bereichsleitung der Seele hatte ihn nachdenklich gemacht. Auf der einen Seite war ihm aufgefallen, dass ihre Stimmung nicht mehr so extrem schwankte. Vorher ging es ihr an guten Tagen gut, aber im Crash produzierte sie plötzlich extreme Ängste, manchmal sogar Panik. Jetzt war sie zwar ruhiger, fühlte sich aber gleichzeitig sehr einsam.

Er hatte die Pest mit Cholera ausgetrieben. Und die Seele wusste selbst nicht, was sie besser fand. So lange die Fabrik im Push-And-Crash-Modus lief, gab es wenigstens ab und an Highlights, an die man sich an den schwarzen Tagen erinnern und auf die man sich freuen konnte. Jetzt gab es keine schwarzen Tage mehr, aber auch keine weißen, nur noch ein gleichmäßiges Grau. Peer hatte versprochen, noch einmal zu überprüfen, ob man die vorhandene Energie wenigstens mehr für die Dinge nutzen könnte, die die Seele glücklich machten. Aber es blieb dabei: Es war einfach zu wenig Energie vorhanden.

So hatte er Regina Rativ aus der Energiespar-Gruppe gebeten, nachzuforschen, ob es nicht doch Möglichkeiten gäbe, ein gewisses Mehr an Energie zu generieren. Heute sollte sie erste Ergebnisse liefern.

„Mir ist aufgefallen, dass wir nicht nur ein Problem mit der Energiegewinnung haben. Wir haben auch ein Problem mit den Speichermöglichkeiten. Unsere Speicherbatterien sind nie auch nur annähernd voll. Im Gegenteil. Kein Wunder, dass sie so schnell entladen. Das Problem sollten wir angehen."

„Aha", meinte Peer, „und wie?" Wieder einmal musste er zugeben, dass er herzlich wenig Ahnung davon hatte, wie seine Fabrik im Einzelnen eigentlich arbeitete, und wer genau welchen Job wie erledigte. Jetzt war ihm das fast ein bisschen peinlich vor den anderen. Es beruhigte ihn, als Regina Rativ ihm berichtete, dass auch sie erst hatte recherchieren müssen.

„Wir haben", erklärte sie, „zwei große Energieabteilungen. Die eine räumt die Energie in die Lager ein und die andere holt sie bei Bedarf raus. Die beiden Abteilungen teilen sich ein Büro, denn sie arbeiten grundsätzlich abwechselnd. Wahrscheinlich, weil es ein heilloses Durcheinander an den Energieregalen gäbe, wenn Aus- und Einräumen gleichzeitig passieren würden.

Für das Einräumen ist die Abteilung von Herrn Dr. Paras Parasympathikus zuständig und für das Ausräumen Frau Sympa Sympathikus. Jetzt habe ich mir die Arbeitszeitlisten der beiden angesehen und ein deutliches Ungleichgewicht festgestellt. Offensichtlich kommt die Abteilung fürs Einräumen mit ihrer Arbeit nicht hinterher.

Und wenn ich das so sagen darf: Kein Wunder, so wenig, wie die zu arbeiten scheinen. Meiner Meinung nach sollten Sie sich den Herrn Doktor mal vornehmen und nachfragen, warum seine Abteilung nicht richtig rundläuft. Denn, bevor wir die Energie nicht richtig speichern können, brauchen wir nicht nach Möglichkeiten zu suchen, mehr Energie herzustellen. Sie würde doch nur verpuffen."

Dienstgespräche, dachte Peer frustriert. Ich hasse das! Warum können die Abteilungen nicht einfach ohne Druck meinerseits funktionieren?

Aber er bestellte Dr. P., wie die meisten ihn nannten, für den nächsten Vormittag in sein Büro. Das Gespräch würde noch schlechter verlaufen, als er es befürchtet hatte.

Dass Peer die Arbeiten von Sympathikus und Parasympathikus kaum kennt, liegt daran, dass beide Teil des autonomen Nervensystems sind. Das bedeutet: Sie arbeiten – wie der Name schon sagt – autonom, ohne dass es dafür unserer bewussten Steuerung bedarf. Wenn wir in Ruhe sind, räumt der Parasympathikus die Energiereserven ein, wenn wir aktiv sind, benutzt der Sympathikus sie.

Nehmen wir an, wir treffen im Wald auf ein Wildschwein. Dann übernimmt schlagartig der Sympathikus. Entscheidungen wie „angreifen oder wegrennen?" werden nicht von unserem Willen gesteuert, sondern autonom vom Nervensystem. Und diese Entscheidungen sind sehr weitreichend. Sie gehen so weit, dass etwa die Verdauung lahmgelegt wird, bis die Situation mit der Wildsau geklärt ist.

Es braucht nicht viel Nachdenken, um zu erkennen, wie nützlich das ist. Dass der Sympathikus gut arbeitet, ist also überlebenswichtig. Genauso wichtig aber ist es, dass der Parasympathikus hinterher dafür sorgt, dass die verbrauchte Energie wiederaufgebaut und die Verdauung wieder in Gang gesetzt wird.

Viele LongCovid-Betroffene spüren deutlich, dass ihr Nervensystem nicht richtig arbeitet. Wenn man uns schlaff auf dem Sofa liegen sieht, mag man sich dabei aber kaum vorstellen, dass es ausgerechnet der Parasympathikus ist, der nicht richtig in die Gänge kommt beim Arbeiten. Man sollte meinen, wir wären ununterbrochen im parasympathikus-freundlichen Ruhemodus.

Wer aber im Crash in sich hinein horcht, wird in der Regel deutlich spüren, dass er oder sie sich zwar nicht vernünftig bewegen kann, aber alles andere als emotional ruhig und körperlich entspannt ist. Kaum etwas fühlt sich stressiger an, als ein Crash. Und Stress, das ist das Lieblingsgefühl des Sympa-thikus. Darum lohnt es sich, Parasympathikus und Sympathikus etwas näher kennen zu lernen.

Dr. Paras Parasympathikus

„Wenn ich", erklärte Dr. P. mit eisiger Stimme und erhob sich, „wenn ich überhaupt noch einmal in diesem Saftladen hier einen einzigen Finger rühren soll, dann sind das hier" – er legte demonstrativ einen Ordner auf Peers Schreibtisch – „meine Minimalforderungen. Ohne werde ich nicht länger mitarbeiten."

Mit diesen Worten verließ er Peers Büro und warf die Tür hinter sich zu. Es krachte gewaltig und die Wände wackelten, als die Tür ins Schloss fiel. Peer blieb vollkommen perplex zurück. So hatte er Dr. P. noch nie erlebt. Normalerweise kannte er ihn als sehr ruhigen, besonnenen Herrn, mit der grauen Ausstrahlung eines Beamten im Archiv des Finanzamts. Peer überkam die Wut, dass irgendeiner seiner Angestellten es wagte, so mit ihm zu sprechen.

Am liebsten hätte er Dr. P. sofort entlassen. Hätte es auch nur eine leise Chance gegeben, ihn zu ersetzen, Peer hätte sich direkt an das Kündigungsschreiben gesetzt. Und so jemand war für das Einräumen der Energie in die Regale zuständig! Arme Sympa, dachte er, sie ist auf die Zusammenarbeit mit ihm angewiesen. Bei dem Gedanken an Sympa lächelte er. Er musste zugeben, dass er eine Schwäche für sie hatte.

Drei Tassen Kaffee und einen Rundgang durch seine Fabrik später, hatte Peer sich notdürftig beruhigt. Aber das Gespräch mit Dr. Parasympathikus ging ihm nicht aus dem Sinn. Wie hatte es so eskalieren können? Es dämmerte Peer, dass Dr. P. offensichtlich schon lange frustriert war, und das Gespräch nur noch der Tropfen war, der das Fass zum Überlaufen gebracht hatte.

Gekippt war das Gespräch, als Peer fragte, warum Dr. P. mit dem Einräumen des Energiespeichers nicht hinterher käme. Woran es denn liege.

„Woran es liegt?", hatte Dr. P. geantwortet, „in erster Linie liegt es an den katastrophalen Arbeitsbedingungen. Ich kann so nicht arbeiten. Sie stellen sich diese Arbeit vielleicht so vor wie das Einräumen im Supermarkt: Karton aufmachen, Inhalt ins Regal stellen. Aber das hier ist eine hochkomplexe Arbeit, bei der man sich konzentrieren muss. Wenn man gleichzeitig gezwungen ist, sich das Büro mit Frau Sympathikus zu teilen, dann kann man nicht arbeiten.

Sie steht ununterbrochen neben mir, quatscht mir rein und fragt, wann ich endlich fertig bin. In unserem Büro herrschen Arbeitsbedingungen, als müssten Sie Ihr Mathe-Abitur mitten in der Bahnhofshalle schreiben. In der halben Zeit. Und der Prüfer steht neben Ihnen und fragt alle fünf Minuten, ob es nicht noch etwas schneller geht. Sie wür-

den unter diesen Bedingungen nicht einmal die Auf
gabe verstehen, geschweige denn, sie lösen können.“

„Aber es ist doch ausgemacht, dass Sie und
Sympa sich im Büro abwechseln“, hatte Peer einzu-
wenden versucht.

„Abwechseln ja, aber wer wie lange arbeiten
kann, das ist nirgends festgehalten. Sympa platzt
wirklich in jede noch so unpassende Situation rein.
Und dann hat sie immer diesen Herrn Linn dabei,
der sein Zeug überall herumliegen lässt. Hinter dem
muss man grundsätzlich erst einmal aufräumen,
bevor überhaupt genug Platz zum Arbeiten ist.

Und kaum hat man auch nur ein winziges Stück
Energie eingeräumt, stürmt sofort Sympa ins Zim-
mer und reißt es wieder aus dem Regal. Dass sie es
mir nicht gleich aus der Hand reißt, ist alles. Und ich
fange dann wieder von vorne an und räume hinter
Herrn Linn auf. So kann ich nicht arbeiten.“

„Warum haben Sie das alles nicht viel früher
gesagt?“, fragte Peer, und bereute die Frage sofort.
Denn nun kam Dr. P. erst richtig in Fahrt.

„Ich habe das nicht früher gesagt?“, er lachte
bitter. „Seit Jahren sage ich das. Aber Sie gehen
eben lieber mit Sympa in die Vollen, lassen die
Fabrik auf Hochtouren laufen. Hinterher nehmen
Sie Sympa mit zum Sport und anschließend zum
Feiern mit zu Freunden. Meinen Sie, ich hätte Ihre
Schwäche für die Kleine nicht längst bemerkt? Da

dringe ich nicht durch. Dabei habe ich es versucht: Diese Müdigkeit am Anfang eines jeden Urlaubs – haben Sie darauf gehört? Nein! Wenn Sie abends überdreht im Bett lagen und nicht schlafen konnten – hat es Sie interessiert? Nein! Was immer ich an Warnsignalen geschickt habe, es war Ihnen egal. Es hat Ihnen mit Sympa mehr Spaß gemacht und …", er machte eine Kunstpause, „mit diesem Herrn Linn, den sie fast überall mit hinnimmt. Ob ich mit meiner Arbeit hinterher komme, hat Sie bisher nicht wirklich interessiert. Für Sie ist ja alles, was mit Ruhe zu tun hat, Faulheit. Aber das, was ich tue, ist auch Arbeit, auch wenn Sie davon nichts mitbekommen!"

Nun, da Peer sich beruhigt hatte, musste er sich eingestehen, dass Dr. P. recht hatte. Er selbst hatte dem Doktor keine Zeit zum Auffüllen gegeben und es mehr genossen, mit Sympa um die Häuser zu ziehen und Energie auszugeben. Er hatte nie gefragt, wo die Energie dafür eigentlich herkam. Er hatte schon lange vor dem Defekt der Fabrik energetisch über seine Verhältnisse gelebt. Eigentlich war es eher erstaunlich, dass es so lange funktioniert hatte.

Peer schaute sich Dr. Ps. Zettel mit den Mindestforderungen an:

1. Energie einräumen wird als echte und wichtige Arbeit anerkannt, die Zeit und Raum braucht.

2. Ich werde beim Wechsel zwischen Sympas und meiner Arbeitszeit aktiv mit geeigneten Maßnahmen (Meditation, Atemübungen o.ä.) unterstützt.

3. Nach dieser Unterstützung herrscht noch eine „Sympa freie Arbeitszeit". Es wird darauf geachtet, dass Sympa, auch nach Meditationen, meine Arbeit nicht unterbricht.

4. Eingeräumte Energie wird nicht mehr sofort und nicht vollständig aus den Regalen gerissen.

5. Herr Linn wird deutlich in seinen Aktivitäten gebremst.

Peer ließ das Papier sinken. Das alles würde Sympa gar nicht schmecken. Wie es ihm gelingen sollte, sie zu bremsen, war ihm schleierhaft. Doch es blieb ihm nichts anderes übrig. Er musste auf Dr. P. zugehen. In das Thema Meditation würde er sich allerdings erst einmal einarbeiten müssen.

Warum man zum Beispiel Atmen üben müsste, war ihm vollkommen unklar. Ging das nicht automatisch? Aber das würde er nach dem Gespräch mit Sympa rauskriegen. Das hatte nun oberste Priorität. Vor diesem Gespräch allerdings graute ihm, vor allem, wenn er daran dachte, wie er ihr die Sache mit Herrn Linn beibringen sollte.

Es lohnt sich, den Wutausbruch von Dr. P., dem Parasympathikus, genauer anzuschauen. Er gibt bereits wichtige Hinweise:

> ➢ Seiner Arbeitszeit wird in unserer Gesellschaft keine besondere Wertschätzung entgegengebracht. Der Parasympathikus arbeitet, wenn man entspannt in der Hängematte ein Buch liest, im Sommer auf einer Blumenwiese liegt und den Wolken zuschaut, wie sie in verschiedenen Formen an einem vorbeiziehen, oder wenn man auf dem Sofa leise, ruhige Musik hört.

Es ist süßes Nichtstun. In unserer Gesellschaft steht das zwar ganz oben auf der Liste der Sehnsüchte, aber ganz unten auf der Liste des Ansehens. Wer montags im Büro erzählt, dass er oder sie am Wochenende im Kletterwald war und beim Halbmarathon mitgelaufen ist, wird nicht von dem übertrumpft, der am See ein Buch gelesen hat, sondern von dem, der den vollen Marathon gelaufen ist.

➤ Viele LongCovid- und ME/CFS-Betroffene stellen nach einer gewissen Zeit fest, dass sie die Ruhe schon deutlich vor Symptombeginn vernachlässigt haben. Beruf, Familie, Hobbys haben schon lange mehr Energie verbraucht als der Körper wiederherstellen konnte. Nur gab es anfangs reichlich Reserven, die nun aufgebraucht sind.

Sympa Sympatikus

Sympa reagierte auf Peers Bitte, sich etwas zurückzunehmen, erwartungsgemäß entsetzt.

„Noch weniger?", rief sie in ihrer leicht hektischen Art.

„Dir ist aber schon klar, dass dann überhaupt nichts mehr hier läuft? Ich bin es, die die letzten Reserven zusammensucht, damit wir ab und an auch mal so etwas wie Leben in der Bude haben. Wenn ich damit aufhöre, dann läuft erst mal gar nichts. Dann sind wir endgültig im Stillstand angekommen."

„Sympa, hör zu", versuchte Peer sie zu beruhigen. Im Gegensatz zu Dr. P. duzte er sie, seit sie in jungen Jahren angefangen hatten, miteinander um die Häuser zu ziehen. Auch das ein sichtbares Zeichen, dass Dr. P. recht hatte: Sympa stand ihm deutlich näher als der steife, ruhige Dr. Parasympathikus.

„Schau mal", setzte er noch einmal an. Ihm fiel dieses Gespräch unendlich schwer. „Ich bin dir dankbar dafür, dass du im Ernstfall immer noch irgendwo die letzten Reste Energie findest. Es gibt so viele Situationen, in denen das lebens- ja sogar überlebenswichtig ist. Ohne dich hätten wir damals ganz schön alt ausgesehen, als wir diesem Wildschwein im Wald begegnet sind. Weißt du noch? Ohne dich hätten wir auch diese ganzen Spezialisten nicht überstanden, die seit dem großen Defekt nach unseren Maschinen geschaut haben. All das war wichtig und du hast wirklich Großartiges geleistet. Und ich hoffe, dass ich auch weiter im Notfall auf dich zählen kann. Aber jetzt gibt es gerade keine Notfälle, die du lösen kannst. Den jetzigen Notfall kann nur Dr. P. lösen: die Energiereserven wieder auffüllen."

Sympa sah ihn abweisend an, und er wand sich.

„Versteh mich doch", bat er sie fast schon flehentlich, „ich würde doch auch lieber mit dir in den Kletterwald gehen. Aber sehen wir es doch einmal so: Wenn wir jetzt eine Zeitlang Dr. P. seine Arbeit machen lassen, dann können wir vielleicht später wieder mehr miteinander unternehmen!"

„Und was mach ich inzwischen?", fragte Sympa missmutig.

„Ausruhen", antwortete Peer entschieden. „Du brauchst das auch, und du hast dir das reichlich verdient nach dem Stress der letzten Zeit. Deine Aufgabe ist jetzt das Ausruhen. Mach sie gut!"

Sympa wollte schon verschnupft gehen, aber Peer hielt sie zurück. Der schwierigste Teil des Gesprächs stand ihm noch bevor.

„Sympa, wir müssen noch über Adrian Linn sprechen. Du bist die einzige, die ihn bändigen kann. Es ist entscheidend, dass auch er in nächster Zeit Ruhe bewahrt."

„Wie bitte? Das ist nicht dein Ernst! Das kannst du nicht von mir verlangen!", rief Sympa nun vollkommen entsetzt. „Ich bremse Adrian nicht. Das kannst du allein machen. Aber glaub mir, er und ich werden das Feld nicht kampflos räumen!"

Damit rauschte sie aus Peers Büro. Auch sie knallte, wie vor ihr schon Dr. P., die Tür geräuschvoll zu. Peer musste sich eingestehen, dass die Abteilungsleitungen seines autonomen Nervensystems offensichtlich extrem überempfindlich und angespannt waren. Wenn Sympa ihre Drohung wahrmachen würde, schwante Peer Übles.

HINTERGRUND

Sympa meint, dass ohne sie gar nichts mehr liefe, sie deswegen gerade jetzt besonders wichtig sei. Und in der Tat: Wer versucht, dem Parasympathikus mehr Raum und Zeit zu geben, wird zunächst weniger erledigen als bisher. Anstatt die volle Energie „aus den Regalen" zu räumen, muss nun ein deutlicher Teil gespart werden, um wieder eine gewisse Reserve aufzubauen.

Auch hier lohnt der Vergleich mit dem Geldsparen. Wenn eine Millionärin auf ein neues Auto spart, reicht es vielleicht, beim Frühstück auf Champagner und Kaviar zu verzichten und ein paar Handtaschen weniger zu kaufen. Für einen Bettler, der mit Mühe einen Euro am Tag sparen kann, ist der Weg zu einer Notreserve nicht nur weiter, er wird das Sparen auch wesentlich empfindlicher zu spüren bekommen. Er kann den kaputten Wintermantel selbst dann nicht ersetzen, wenn der Wind schon durch die Löcher fegt. Er muss für seinen Notgroschen erst einmal noch weniger Geld ausgeben.

So geht es auch beim Pacing. Am Anfang fühlt es sich an, als müsse man auf noch mehr verzichten. Aber das ist notwendig, um eine kleine Energiereserve aufbauen zu können.

Adrian Linn

Adrian Linn erinnerte Peer an seinen besten Kindergartenfreund Max. Der war auf den ersten Blick ein echter Sonnenschein. Er strahlte die Erwachsenen an, und sie schmolzen dahin und liebten ihn. Wo er war, wurden die anderen fröhlich. Er wusste um seine Wirkung und wusste sie auch gezielt einzusetzen, wenn ihm wieder einmal ein Malheur passiert war, und das war oft der Fall.

Nicht, dass Max böswillig gewesen wäre, ganz und gar nicht. Im Gegenteil wollte er die Dinge eigentlich gut machen. Aber im Eifer des Gefechts und im Überschwang der Begeisterung passierten die Dinge eben. Und so recht konnte ihm auch niemand böse sein.

Wenn Max dabei war, traute sich Peer Dinge, die er sich ohne Max nie erlaubt hätte: Das Klingelzeichen zu überhören, das das Ende der Gartenzeit und die Rückkehr in den Kindergartenraum verkündete, zum Beispiel. Max hätte vor den Augen der Erwachsenen einen Porsche zerkratzen können, sie hätten noch gelacht.

Erst abends, wenn Max schlief, lagen die Erwachsenen wach, warfen sich im Bett hin und her und grübelten, wie sie den Schaden beheben sollten, den Max heute wieder angestellt hatte. Aber wenn sie Max am nächsten Morgen wiedersahen, und er sie anstrahlte, waren sie ihm meist gleich wieder verfallen.

Nur wenige konnten seinem Charme widerstehen. Unglücklicherweise gehörte ausgerechnet Peers Mutter dazu. So konnten sie bei Peer zuhause nicht so vielen wunderbaren Unfug anstellen wie bei Max. Peers Mutter wusste: „Wehret den Anfängen!“. Sie ließ nie zu, dass Max überdrehte, und achtete darauf, dass er von Anfang an ruhig blieb.

In etwa so war auch Adrian Linn, Sympas wichtigster Mitarbeiter in ihrer Abteilung. Er zählte zu den Glücklichmachern der Fabrik. Wenn er auftauchte, verlieh er Flügel. Er brachte immer noch irgendwelche Energiereserven mit, wo immer er sie diesmal wieder aufgetrieben hatte. Mit diesen Reserven ausgestattet, konnte man sich wunderbar auf seine Arbeit konzentrieren und vieles andere ausblenden.

Mit Adrian Linn an der Seite war man extrem fokussiert auf seine Arbeit. Wie oft schon hatte er geholfen, Fristen doch noch auf die letzte Sekunde einzuhalten, schier unlösbare Aufgaben doch noch zu bewerkstelligen, sich ein Abenteuer doch zu getrauen.

Nun aber, da es ums Energiesparen ging, und darum, dass Dr. P. seine Arbeit ungestört verrichten könnte, wurde Adrian Linn zum Problem. Zum einen entnahm er Energie ohne zu fragen und ohne dass man ahnte, woher. Und zum anderen täuschte seine Energie die anderen Mitarbeitenden der Firma. Wenn er mit seinen Energiereserven ankam, fühlten sie sich, als sei alles wie früher. Sein Auftauchen sorgte dafür, dass alle anderen jedes Sparprogramm vergaßen und glaubten, die Chance nutzen zu müssen: Die Putzkolonne wienerte die gesamte Fabrik, wer weiß, wann wieder einmal so viel Energie vorhanden wäre, dass sie es tun könnten? Die Einkaufstruppe machte einen Großeinkauf. Die Sozialkontakte-Abteilung versuchte, die liegengebliebene Arbeit der letzten Wochen und Monate aufzuarbeiten.

Wenn es dann an den folgenden Tagen besonders wenig Energie gab, dachten alle: Zum Glück haben wir den guten Tag mit Adrians Hilfe ausgenutzt! In Wahrheit aber hatte Adrian Linn die allerletzten Energiereserven für die kommenden Tage, Wochen, manchmal sogar Monate aufgebraucht. Der Eifer der anderen, wenn Adrian Linn Energie vorbeibrachte, hatte den Mangel der Folgezeit erst hervorgerufen. Und je begeisterter alle auf Adrian Linns Lieferungen reagierten, desto mehr sammelte er zusammen.

Solche Tage, das musste Peer nun erkennen, waren eine echte Katastrophe: Sie fühlten sich „normal" an und „wie immer". Aber in Wahrheit ruinierten sie in der Begeisterung der gefühlten Normalität auch noch die allerletzten Notreserven.

Peer dämmerte, dass die einzige Lösung aus diesem Schlamassel harte Arbeit für ihn werden würde. Er müsste etwas lernen, das er als Chef der Fabrik noch nie getan hatte: Wenn Adrian Linn mit seiner stibitzten Energie ankam, musste er allen Mitarbeitern und Mitarbeiterinnen der Firma strengstens untersagen, sie anzunehmen und sie zum Arbeiten zu nutzen. Das würde was werden!

HINTERGRUND

Adrenalin („Adrian Linn") ist eigentlich ein überlebenswichtiger Botenstoff. In Gefahrensituationen hilft er, auch noch die letzten Kraftreserven zu finden, sich auf genau ein Ziel zu konzentrieren (vor der Gefahr wegzulaufen z.B.) und Schmerzen nicht zu spüren. Es wird aber auch ohne Lebensgefahr ausgeschüttet, etwa, wenn wir eine Klausur schreiben oder in einem Kletterwald zwischen den Bäumen herum klettern. Auch an den Hochgefühlen, wenn man Höchstleistungen vollbracht hat, ist Adrenalin beteiligt. Es zählt zu den Glücksstoffen.

Mit LongCovid, oder anderen Krankheiten mit eingeschränkten Kraftreserven, wird Adrenalin oft zum Problem. Geht der Spaziergang etwas zu weit, ist das für geschwächte Körper eine Gefahrensituation, für deren Bewältigung es dringend Adrenalin braucht. Die Adrenalinausschüttung aber führt nun dazu, dass man die Überforderung nicht mehr spürt. Im Gegenteil, die Schmerzen lassen nach und es stellt sich ein Glücksgefühl ein. Endlich mal wieder etwas geleistet, endlich etwas geschafft! Man fühlt sich gut, fast wie früher. Sollte der Spuk vielleicht endlich vorbei sein?

Der Spuk ist nicht vorbei. Leider sammelt Adrenalin Kraftreserven, die hinterher fehlen. Das führt dazu, dass es den Betroffenen nach einem ordentlichen Adrenalinschub und dem anschließenden Abfall des Adrenalinspiegels erst richtig schlecht geht. Meist denkt man dann: Warum? Gestern ging es doch so gut. Und jetzt wieder so ein Einbruch aus heiterem Himmel!

Aber der Absturz kam nicht aus heiterem Himmel, den hat man sich während des Adrenalinschubs mühselig erarbeitet. Der gefühlt gute Tag war unbemerkt in Wahrheit ein unglaublicher Energieräuber, der für diesen gewaltigen Absturz gesorgt hat.

Viele geraten in eine „Push-And-Crash-Spirale". Sie pushen sich, um eine Aufgabe zu erfüllen, aber der Körper reagiert mit massiver Verschlechterung.

Wegen dieser Verschlechterung muss man sich für die nächste Aufgabe umso mehr pushen. Eine noch größere Verschlechterung folgt. Wer einzelne sehr gute Tage hat, und dazwischen sehr schlechte, kann sich sicher sein, in der „Push-And-Crash-Spirale" gelandet zu sein.

Adrenalin wirkt sich aber auch auf den Tagesrhythmus aus. Gesunde Menschen wachen morgens erholt auf, verbrauchen ihre Tagesenergie über den Tag verteilt, sind dann müde und gehen schlafen. Wer seinen Tagesablauf nur unter Adrenalin schafft, ist abends noch voll davon. Vor lauter Adrenalin ist er so überdreht, dass er nicht mehr schlafen kann. Also wälzt man sich im Bett herum, bis man vielleicht irgendwann ein wenig einnickt. Morgens, wenn das Adrenalin vom Vortag aufgebraucht ist, fühlt man sich so elend, wie es einem auch geht. Am liebsten bliebe man ganz im Bett. Aber die Erfahrung hat gezeigt, dass man erst einmal etwas in die Gänge kommen muss, sich regen muss, in Schwung kommen muss! Also raus aus den Federn – und Adrenalin übernimmt.

Wer nicht in die Adrenalin-Falle tappen möchte, sollte auffallend guten Tagen grundsätzlich misstrauen. Wer normalerweise hausgebunden ist, schafft nicht plötzlich einen 5 km langen Spaziergang. Wem sonst Telefonate nach 5 Minuten zu viel werden, sollte spätestens nach 10 Minuten davon ausgehen, dass er nur deshalb noch telefoniert, weil der Körper voller Adrenalin ist. Extreme Hochgefühle und plötzlich auffallend schnelles Sprechen sind ebenfalls verlässliche Anzeichen für einen Adrenalinrausch.

Darauf zu achten, nicht mehr in die Adrenalin-Falle zu treten, hat aber besonders anfangs emotionale Hürden. Adrenalin macht glücklich und sorgt dafür, dass man Schmerzen nicht richtig wahrnimmt. Wer damit beginnt, dem Adrenalinrausch nicht mehr zu verfallen, wird als erstes leider spüren, wie schlecht es ihm wirklich geht, und wird auf das berauschende Glücksgefühl verzichten müssen, das Adrenalin hinterlässt.

Mit der Zeit aber wird es dazu führen, dass die wenige Energie, die man hat, verlässlicher abrufbar ist. Man kann sich darauf verlassen, am Mittwoch das winzig kleine Highlight der Woche zu schaffen, weil man gelernt hat, die Energie nicht aus Versehen in den Tagen davor unbemerkt mit Adrenalin verpulvert zu haben.

Auch der Schlaf kann davon profitierten. Fürs Schlafen gilt die Reihenfolge: wach – müde – überdreht – vollkommen drüber. Gesunde Menschen pendeln meist nur zwischen wach und müde hin und her und geraten höchstens ab und zu in den überdrehten Zustand.

Wir hingegen sind anfangs und im Crash vollkommen drüber. Erholsamer Schlaf aber findet nur bei „müde" statt. Es wird also eine Zeitlang dauern, bis man von „vollkommen drüber" über „überdreht" beim guten Schlaf ankommt. Dann kann der Schlaf auch wieder einigermaßen erholsam sein. Und dann wacht man morgens auf und spürt, wie viel Energie man tatsächlich hat und ausgeben kann.

Der Preis ist, dass man ein sehr gleichmäßiges Leben führen muss – für mich als kreative Chaotin eine der größten Herausforderungen meines Lebens. Ich liebe es, mich einige Tage in eine Aufgabe zu schmeißen und hinterher ordentlich auszuschlafen. Jetzt mache ich nicht jeden Tag das Gleiche, aber nach Möglichkeit gleich viel – oder genauer: gleich wenig. Mein Maß ist das, was ich am nächsten Tag wiederholen könnte. Danach wird strikt aufgehört, und sei es gerade noch so schön, und ist auch scheinbar noch so viel Energie übrig!

Schichtwechsel

Sympa und Dr. P. hielten Wort. Sie war nicht bereit, das gemeinsame Büro mit Dr. P. freiwillig zu verlassen, und er hatte nicht die Absicht, an den Arbeitsplatz zurück zu kehren, bis Peer ihn beim Schichtwechsel unterstützte. So blieb Peer nichts anderes übrig, als herauszubekommen, wie so eine Unterstützung genau aussehen könnte. Dr. P. hatte ihm eine Liste mit Vorschlägen gemacht, die führte er sich nun ausgiebig zu Gemüte.

Meditation stand als erstes Stichwort auf der Liste und sofort hatte Peer keine Lust mehr. Bisher hatte er noch keine Meditation erlebt, mit der er etwas anfangen konnte. Er hatte mal in irgendeiner Anwandlung gedacht, es sei ein cooler Lifestyle, zu meditieren, und hatte sich diverse Apps aufs Handy geladen. Aber die säuselnden Stimmen und die Fahrstuhlmusik hatten das Gegenteil bewirkt. Sie hatten ihn so gestresst, dass er die Meditationen entnervt statt entspannt abgebrochen hatte.

Beim näheren Nachdenken musste er zugeben, dass er gar keine Ruhe gesucht hatte, sondern dachte, dass es bei Meditationen irgendwas Besonderes zu erleben gäbe. Er würde sich auf Ruhe ganz neu einlassen müssen. Und wahrscheinlich müsste er ein bisschen herumsuchen, bis er eine Meditationsform finden würde, mit der er klarkam. Auf jeden Fall war es ihm wichtig, Formen zu finden, die keine Energie brauchten. Wenn er sich bewegen oder länger sitzen müsste, hätte er nicht viel gewonnen.

Atemübung hatte Dr. P. als nächstes aufgeschrieben. Schon beim ersten Lesen hatte Peer sich gewundert, warum man das Atmen üben musste. Tat man das nicht automatisch? Nun aber war er entschieden, es herauszufinden. Eine ausführliche Internetrecherche später wusste er: Seine Fabrik lief mit zwei verschiedenen Atemsystemen, je nachdem, ob Sympa oder Dr. P. Dienst hatte.

Übernahm Sympa, lief das Programm „Brustatmung", ein schnelles Programm, das den Brustkorb forderte und oft durch den Mund lief. Es erhöhte den Stresslevel, sodass Sympa und Adrian zu Hochtouren auflaufen konnten.

Übernahm Dr. P., so lief das Programm „Bauchatmung". Das arbeitete, wie auch Dr. P., viel gemächlicher. Dafür musste sich das Zwerchfell bewegen und die Bauchdecke unterhalb des Bauchnabels deutlich heben und senken. Dieses Programm lief durch die Nase.

Wenn Dr. P. oder Sympa die Schicht übernahmen, dann stellten sie jeweils zu Beginn erst einmal die Atmung um. Normalerweise lief das, wie so vieles in seiner Fabrik, ohne dass sich Peer darum kümmerte. Was er aber noch nicht gewusst hatte: Auch er konnte diese Atmung umstellen und so zu einem Schichtwechsel zwischen den beiden beitragen. Dr. P. brauchte, wie so oft, deutlich länger, um zu merken, dass die Atmung ihn zum Arbeiten einlud. Mit dreimal in den Bauch atmen war es für Peer nicht getan, vor allen Dingen nicht jetzt, wo Dr. P. sowieso so verschnupft war.

Aber Peer nahm sich vor, in Zukunft immer dann, wenn er sowieso zum Nichtstun verdammt war, die Zeit zu füllen und auf seine Bauchatmung zu achten.

Er wollte von nun an in den Pausen die eine Hand auf den Bauch legen, unterhalb des Bauchnabels, und darauf achten, dass sich die Hand beim Atmen wirklich deutlich hob und senkte.

Die andere Hand würde er auf die Brust legen, um darauf zu achten, dass sie sich umgekehrt nicht mehr hob und senkte. Gleichzeitig wollte er darauf achten, dass er langsamer aus- als einatmete. Endlich mal was, was er tun konnte, ohne sich dafür anstrengen zu müssen.

Auch die anderen Dinge auf Dr. Ps. Liste liefen in eine ähnliche Richtung. Sie dienten dazu, es Sympa im Büro ungemütlich zu machen und Dr. P. beim Beginn der Arbeit zu unterstützen: z. B. Körperreisen, Geräte, die man sich auf die Brust legt, und die in einer bestimmten Frequenz vibrieren, Yoga und vieles mehr. Peer verstand: Was immer er fand, damit Sympa das Büro verlässt und Dr. P. es betritt, würde helfen.

Gleichzeitig dachte er an sein Umweltteam, das bei der Umsetzung seiner Energiesparpläne manchmal mehr Energie verbrauchte, als man hinterher einsparen konnte. Wenn also Peers Übungen, die Dr. P. unterstützen sollten, in Stress ausarteten, würde das wiederum Sympa stärken. Denn die liebte nichts mehr als Stress.

HINTERGRUND

Parasympathikus und Sympathikus arbeiten normalerweise autonom, also ohne unsere Beeinflussung. Man kann den Wechsel aber unterstützen. Gerade am Anfang ist das gar nicht so einfach. Das liegt an verschiedenen Faktoren:

> ➢ Für die passenden Übungen gibt es reichlich Apps fürs Handy. Aber die wenigsten kennen den riesigen Markt an Meditationen, Körperreisen und Atemübungen. Viele sind daher von der schieren Masse schlicht überfordert.

- ➤ Dann sind nicht alle Formen für jeden gleich gut. Mich macht zum Beispiel alles mit säuseliger Musik so kirre, dass ich nicht mehr entspannen kann. Andere lieben es. Man muss also durchprobieren, womit man klarkommt.

- ➤ Zuletzt sind viele Menschen echte Ruhe gar nicht gewöhnt und müssen überhaupt erst einmal verstehen, wie sie sich anfühlt und lernen, sie auszuhalten.

Ob eine Meditation gut oder schlecht ist, entscheidet allein die Wirkung. Die kann man am Ende der Meditation bemerken:

- ➤ Wenn man nach einer Meditation denkt: So, hätten wir das auch endlich geschafft, soll ja helfen. Dann versuche ich jetzt mal, die Küche zu putzen, kann man sicher sein, dass der Sympathikus gar nicht erst aufgehört hat zu arbeiten. Die Meditation war nichts mehr als eine weitere Anstrengung.

- ➤ Wenn der Parasympathikus angeregt wurde, denkt man nach der Meditation: Ach? Schon fertig? Schade. Ich glaube, ich bleibe noch ein bisschen liegen und schaue durchs Fenster, wie die Wolken vorbeiziehen. Und dieser Idee sollte man auch folgen. Wolken beim Vorbeiziehen zu beobachten ist nicht nur schön, es hilft in so einer Stimmung auch dem Parasympathikus.

> Aufpassen muss man, wenn der Parasympathikus zwar etwas Zeit für seine Arbeit hatte, der Sympathikus aber noch keine Ruhe gefunden hat. Dann denkt man nach einer Meditation: Super. Ich habe Energie gewonnen. Dann kann ich ja jetzt … In so einer Stimmung reißt Sympa die frisch gewonnene Energie gleich wieder aus dem Regal, und nimmt noch etwas mehr mit. Am Abend hat man dann weniger Energie als ohne Meditation. Wer den Parasympathikus aktiviert hat, sollte ihm hinterher auch Zeit geben. Die Meditation ist für Dr. P. die Einladung zur Arbeit, aber noch nicht die Arbeit selbst. Die braucht hinterher noch Zeit und Raum.

Dr. Vagus

Es strengte Peer zunehmend an, dass seine Abteilungsleitungen Sympa und Dr. P. darauf bestanden, autonom zu arbeiten. Mehrfach hatte er sie darauf angesprochen, warum er als Chef der Fabrik nicht einfach entscheiden konnte, wann wer von beiden arbeitete. Dann würde er bestimmen, dass Dr. P. viel mehr arbeitete. Aber dieses Ansinnen lehnten beide gleichermaßen ab.

Sympa erklärte ihm, dass sie in der Lage sei, schneller zu reagieren, als er bestimmen könnte. Bis er darüber nachgedacht hätte, ob er vor der Wildsau weglaufen oder auf einen Baum klettern sollte, wäre sie schon über alle Berge. In Gefahrensituationen käme es auf Schnelligkeit an.

Aber auch Dr. P. war nicht bereit, ihm zu erklären, welche Hebel, Schalter und Kurbeln er in Gang setzte, und welche Programme er startete. Er fand seine Aufgaben schlicht zu anspruchsvoll, um sie von Peer steuern zu lassen. Dafür brauchte Dr. P. Freiheit, Selbstverantwortung und Ruhe.

Er meinte, es sei schlimm genug, dass Sympa immer reinquatschte, da bräuchte er nicht auch noch Peers Einmischung. Dessen Unterstützung nehme er gern an. Er könne weiterhin dafür sorgen, dass es für Sympa ungemütlich im Büro sei. Aber die Steuerung gebe er nicht aus der Hand. Es war verhext. Peer kam nicht an Dr. Ps. Hebel und Schalter dran. Er verschloss sie sorgfältig vor Peer und bestand darauf, alleine arbeiten zu wollen.

Etwas anders aber verhielt es sich mit Dr. Ps. wichtigstem Mitarbeiter. Dieser Mitarbeiter war Herr Vagus – Dr. Vagus, so viel Zeit muss sein! Dessen Knöpfe, Kurbeln und Schalter lagen direkt neben Hebeln, die für Peer zugängig waren.

Ein Schalter lag so nah am Kehlkopf, dass Peer ihn mit etwas Glück bereits durch längeres Summen umlegen konnte. Eine Kurbel befand sich so dicht hinter den Augen, dass Peer sie allein dadurch in Bewegung setzen konnte, die Handballen sanft auf die geschossenen Augen zu drücken.

Hatte Peer so einen Schalter erst einmal umlegen können, nahm Dr. Vagus tatsächlich seine Arbeit auf. Oft wollte sich dann auch Dr. P. vor seinem Mitarbeiter nicht lumpen lassen und erschien zur Schicht.

Peer entdeckte, dass man sogar Maschinen kaufen konnte, die allein dem Zwecke dienten, Dr. Vagus zum Arbeiten anzuregen! Sympa und Dr. P. bestanden auf ihre Autonomie und hielten ihre Schalter streng geheim. Zwar konnte man Dr. P. zum Arbeiten einladen und ihm die Arbeitsbedinungen möglichst angenehm gestalten. Aber noch immer war es nicht selbstverständlich, dass er die Einladung annahm. Bei Dr. Vagus gab es mechanische Möglichkeiten, ihn zum Arbeiten anzuregen.

Diese mechanische Einladung zur Arbeit war kein Allheilmittel. Vor allem half es wenig, wenn Peer nicht gleichzeitig Sympa und Adrian Linn deutlich in ihre Schranken wies. Und auch für Dr. Vagus galt, was schon für Dr. P. galt: Er brauchte Zeit und Raum. Mit zwei Minuten Summen war es nicht getan. Aber da es ein weiterer Weg war, auch Dr. Paras Parasympathikus zum Arbeiten einzuladen, dachte Peer, es könne nicht schaden, etwas Abwechslung in diese Einladungen zu bringen.

HINTERGRUND

Der Vagusnerv ist einer der wichtigsten Nerven des parasympathischen Nervensystems. Für uns ist eine Besonderheit wichtig: Er lässt sich in einem gewissen Maße „mechanisch" aktivieren, zum Beispiel indem man den Kehlkopf durch Summen in Schwingung versetzt oder bei geschlossenen Augen ins Licht blickt und die sich dann abzeichnenden Flecken betrachtet.

Es lohnt sich, sich mit Übungen für den Vagusnerv vertraut zu machen. Aber auch hier gilt: Die Aktivierung des Vagusnervs lädt das parasympathische System nur ein, mit der Schicht zu beginnen(!). Für die eigentliche Arbeit braucht es nach Beendigung der Übung noch Zeit.

Eigene Notizen und Gedanken

KAPITEL 4

Messen und Maß halten
mit dem Umweltteam

Manu Maß und Waltraud Warn

Manu Maß aus dem Energiespar-Gremium hatte die Aufgabe bekommen, darauf zu achten, ob sie ein Maß entdecken konnte, das ihnen weiterhelfen würde: Wie viel Energie verbrauchten welche Maschinen überhaupt? Und wie lange könnten sie dementsprechend gefahrlos laufen? Waltraud Warn hingegen sollte auf Warnsignale der Maschinen achten. Gaben sie besondere Geräusche von sich, bei denen man sie sofort abstellen musste? Oder leuchteten Kontrolllampen?

Die beiden hatten in der Kantine, bei einer guten Tasse Kaffee, schnell festgestellt, wie eng ihre Bereiche beieinanderlagen. So hatten sie entschieden, ihre Ergebnisse gemeinsam vorzustellen. Auch das war eine Art, Kraft zu sparen.

„Unsere Aufgabe war und ist nicht einfach", begann Frau Warn. „Der Schaden an der Fabrik ist so komplex, dass es schwer ist, die vielen Defekte, Leistungsschwankungen oder Symptome einzeln zu betrachten. Daher haben wir uns stellvertretend eine

Abteilung näher angesehen, nämlich die Muskelmaschinerie.

Dabei ist uns aufgefallen, wie schnell ein Wechsel zwischen Funktionsfähigkeit und Fehlfunktion vonstattengehen kann. Mal scheint überhaupt keine Kraft vorhanden zu sein, mal schmerzt und zieht alles wie beim Muskelkater, mal aber scheint alles in Ordnung.

Meistens hängen die Muskeln schlaff in der Fabrik herum. Anfangs dachten wir: Klar, wenn die Fabrik so oft stillsteht. Die haben abgebaut. Muskeln brauchen ja Bewegung. Wir haben die schlaffen Muskeln also für eine Folge des Stillstands gehalten.

Aber dann lief die Fabrik ein paar Tage mit deutlich weniger Problemen als sonst. Und da merkten wir, dass auch die Muskeln wieder deutlich mehr Kraft hatten. Das widerspricht der Theorie des Muskelabbaus. Denn abgebaut ist abgebaut. Sie können nicht am Montag abgebaut sein, Dienstag bis Donnerstag vorhanden, und am Freitag wieder abgebaut sein. Wir vermuten daher, dass die Muskeln intakt sind.“

Peer Perfektsson blickte entgeistert hoch. Dann fing er an zu lachen. Er wusste, dass man das als Vorgesetzter nicht tat. Aber in dem Moment konnte er es nicht zurückhalten: Ein schallendes und dröhnendes Lachen, das den Raum erfüllte. Er dachte an die schlaff und nutzlos herumhängenden Muskeln in seiner Fabrik und verglich sie damit, wie wunderbar gestählt sie vor dem großen Defekt gewesen waren. Wenn das aktuelle Trauerbild unter „intakt" fiel, wie sahen dann erst defekte Muskeln aus?

„Ich würde jetzt gern fortfahren", wies ihn Frau Warn deutlicher zurecht, als es ihrem Chef gegenüber angemessen gewesen wäre. Aber er versuchte, seinen Anflug bitterer Heiterkeit zu unterdrücken.

„Wir vermuten, dass auch die schlaffen Muskeln nicht der Defekt selbst sind, sondern „nur" Ausdruck unserer Energiekrise."

Beim Wort „nur" machte sie mit den Händen ein Zeichen für die Anführungsstriche in die Luft, damit auch jeder den leicht ironischen Unterton mitbekam.

„Wir vermuten, dass wir sie relativ gut benutzen könnten, wenn wir Energie für sie hätten. Das heißt: Bisher haben wir versucht, mit Muskeltraining gegen die Schwäche anzugehen. Falls wir aber bei diesem Muskeltraining, wie wir vermuten, mehr Energie verbrauchen, als wir haben, würden wir die Schwäche in Wahrheit erst durch das Training auslösen. Können Sie das verstehen?"

Peer verstand es nicht.

„Wollen Sie damit sagen, wir sollen den Muskelabbau einfach laufen lassen, ihn zulassen und nichts dagegen tun?"

„Ja", antwortete Frau Warn. „Nein", entgegnete Frau Maß.

Peer wurde nervös: „Was denn nun?"

„Was ich meine", sagte Frau Warn, „wir sollten diese Schwäche als Warnzeichen ansehen, dass wir immer noch über unsere energetischen Verhältnisse leben."

„Aber", ergänzte Frau Maß, „weniger machen heißt nicht laufenlassen. Es geht um Maßhalten, nicht um Nichtstun. Im Rahmen unserer Energie können wir die Muskeln betreiben und damit ihren weiteren Abbau zumindest verlangsamen. Aber wir müssen früher stoppen."

„Noch früher?", lachte Peer bitter auf.

„Naja, seien wir mal ehrlich", meinte Frau Warn. „Unser bisheriger Weg hat in der Regel dazu geführt, dass wir einen Tag die Muskeln trainiert haben und wir sie hinterher sechs Tage crashbedingt nicht benutzen konnten. Wenn wir in Zukunft ohne Crash auskommen, weil wir nur noch die Hälfte machen, könnten wir sie stattdessen jeden Tag bewegen. Auf die Woche gerechnet kommen wir auf mehr Bewegung."

Das hatte eine gewisse Logik, musste sich sogar Peer eingestehen.

„Wir haben uns daraufhin gefragt, ob vielleicht noch viel mehr, was wir für einen Defekt halten, verschwinden würden, wenn wir noch konsequenter Energie sparen. Dafür haben wir uns mit einigen anderen defekten Fabriken ausgetauscht und haben zusammengetragen, was alles ein Zeichen dafür sein könnte, dass wir gerade zu viel Strom verbrauchen. Wir vermuten, dass sich folgende Probleme reduzieren ließen, wenn wir tatsächlich in unserem Energierahmen blieben:

- ✗ Gliederschmerzen
- ✗ Muskelschmerzen
- ✗ Angespannte Nerven
- ✗ Ohrgeräusche
- ✗ Schwindel
- ✗ Herzrasen
- ✗ Fiebriges Grundgefühl und erhöhte Temperatur
- ✗ Und noch einige andere mehr.

Wir sollten ausprobieren, welche sich deutlich bessern könnten, wenn wir vorerst jedes Symptom für Überlastung halten. Unsere Arbeitshypothese ist: Alle Symptome sind Warnsignale."

Frau Warn und Frau Maß schauten erwartungsvoll in die Runde. Ihre These stand auf wackeligen Beinen. Die schiere Masse größerer und kleinerer Fehlleistungen in der Fabrik sprach dagegen, sie als Warnsignale einer Überlastung zu deuten. Entsprechend groß waren die Augen der anderen in der Runde.

„Ich sehe darin zwei Probleme", entgegnete Peer Perfektsson. „Zum einen: Nehmen wir an, das Herz stolpert nicht wegen Überlastung, sondern wegen eines Herzschadens, dann riskieren wir, eine wichtige, mögliche Behandlung zu verpassen. Das darf uns nicht passieren!

Und zum anderen: Wenn wir wirklich jedes Symptom als Überlastung deuten, und als Hinweis weniger zu tun, bleibt nicht viel übrig, was wir noch tun können."

„Wir geben Ihnen in beiden Punkten recht", antwortete Frau Maß. „Zu Ihrem ersten Punkt: Ein zu behandelnder Schaden muss auch weiterhin behandelt werden. Wir können die Reparaturanweisungen der Spezialisten nicht plötzlich ignorieren und meinen, alles löse sich in Luft auf, wenn wir nur langsam genug machen.

Bestehende Reparaturanweisungen werden weiterhin befolgt, und neue Symptome, die wir nicht eindeutig einer Überlastung zuordnen können, lassen wir überprüfen."

„Für den zweiten Punkt haben wie uns Folgendes überlegt", sprach nun auch Frau Warn. „Wir hören anfangs sehr streng auf die deutlichsten drei bis fünf Symptome. Wenn sie Warnzeichen waren, werden sie zurückgehen.

Nehmen wir an, der Schwindel, Kopfschmerzen und Muskelschmerzen gehen zurück. Ist das geschafft, achten wir auf die nächsten drei auffallendsten Symptome, das könnten zum Beispiel die Nervenschmerzen, der Hirnnebel und dieses merkwürdige Kribbeln in den Armen sein. Wir bauen die Symptome von oben ab. Wie weit wir bei diesem Abbau kommen, werden wir sehen“, meinte Frau Maß.

„Und am Ende haben wir ein symptomarmes aber inaktives Leben“, warf Peer ein.

„Wobei ein symptomarmes Leben auch ein Wert an sich sein kann. Denkt doch allein daran, wie schön es ist, wenn das Auge nicht mehr so extrem auf Licht reagiert!“, meinte Frau Warn.

„Und ob wir insgesamt inaktiver sind, muss sich erst einmal zeigen. Wenn wir die Maschinen am Montag bis zum Crash laufen lassen, dann stehen sie bis mindestens Sonntag still. Wenn wir stattdessen nur noch ein Viertel machen und nicht mehr crashen, können wir Dienstag bis Sonntag auch was erleben. Das summiert sich ganz ordentlich!“, ergänzte Frau Maß.

„Und wer weiß? Vielleicht wird die Situation der Fabrik insgesamt besser, wenn sie crashfrei und symptomarm läuft?“

Peer war verunsichert. Die Vorstellung, so wenig zu tun, dass er die Defekte seiner Fabrik nicht einmal mehr wahrnehmen würde, widerstrebte ihm. Machte er sich da nicht das Leben viel zu leicht? Musste er nicht mehr kämpfen? Wenigstens ein bisschen an die Grenzen gehen? Er schaute zu Frau Pacing, um zu sehen, was die von den Vorschlägen seiner Energiespar-Gruppe hielt.

Sie meinte: „Versuchen Sie es. Ob Sie am Ende wirklich symptomarm oder gar symptomfrei sein werden, kann Ihnen zum jetzigen Zeitpunkt niemand sagen. Sie sollten nicht voraussetzen, dass es auf jeden Fall und innerhalb der nächsten Woche klappt. Aber der Einfachheit halber grundsätzlich davon auszugehen, dass Sie insgesamt noch immer zu viel tun, so lange Symptome auftreten, scheint mir hilfreich.“

HINTERGRUND

So manch ein Symptom ist ein sicheres Anzeichen dafür, dass man sich vorher zu viel zugemutet hat. Ich selbst habe inzwischen das große Glück, dass ich in den Zeiten, in denen ich mich nicht überlaste, durchaus symptomarm leben kann. Das hat den Vorteil, dass ich jedes noch so kleine Symptom als Überlastungssymptom deuten kann und weiß, dass es Zeit für eine Pause ist. Sehr praktisch!

Das ist für mich auch der Grund, Symptome – wenn irgend möglich – nicht dauerhaft mit Medikamenten zu behandeln. Ein auftretendes Symptom ist ein wichtiger Indikator, wie es meinem Körper gerade geht. Würde ich es wegen Medikamenten nicht mehr spüren, würde ich meinen Körper weiter überlasten. Ich möchte aber lieber gleich am Anfang reagieren. Inzwischen bin ich froh, dass mich Symptome rechtzeitig warnen. Das bedeutet aber nicht, dass das für alle Menschen gilt:

> Nicht jedes Symptom ist ein reines Überlastungssymptom. Das Coronavirus hat auch Schädigungen auf Lager, die behandelt werden können und müssen.

> Gerade am Anfang und im Crash sieht man sich einem bunten Strauß vollkommen unterschiedlicher Symptome gegenüber. Sie sind extrem belastend. Da kann es durchaus hilfreich sein, die schlimmsten davon vorerst zu dämpfen, um überhaupt wieder Zugang zum eigenen Körper zu bekommen. Ich selbst fahre ganz gut damit, ein bisschen Milchmädchenrechnung im Hinterkopf zu behalten. (Ich nenne das Folgende bewusst „Milchmädchenrechnung", weil medizinische Zusammenhänge natürlich wesentlich komplexer sind!):
Wenn ich Kopfschmerzen habe, habe ich mich überlastet. Die Überlastung bleibt, auch wenn

es mir gelingt, die Kopfschmerzen mit Medikamenten zu vertreiben. Ich brauche also Pausen, obwohl ich wegen der Medikamente die Kopfschmerzen nicht einmal spüre. Zu Long-Covid sind inzwischen rund 200 Symptome bekannt. Nehmen wir an, Peer Perfektsson habe gelernt, 34 davon auszuhalten und beim 35. zusammenzuklappen. Nun gelingt es ihm, 30 davon medikamentös zu behandeln. Dann hat er seine 34 Symptome als Obergrenze bereits erreicht, wenn er nur 4 davon bewusst spürt. Denn die 30 behandelten sind ziemlich sicher trotzdem da, nur spürt er sie nicht mehr. Das muss er im Hinterkopf behalten und nun bereits beim 4. Symptom eine Pause einlegen. Tut er das nicht, wird er den Körper mehr überlasten als vorher.

Theresa Tracker

Theresa liebte Zahlen. Was immer man messen konnte, sie tat es. Werte, für die sie sich nicht interessierte, gab es nicht. Sie konnte anhand ihres aufgezeichneten Herzschlags nachschauen, zu welcher Sekunde ihr Mann ihr den Heiratsantrag gemacht hat. Sie wusste, wie heiß der Kaffee war, wenn sie ihn trank.

Und sie hatte den Kleiderschrank nach den Temperaturen sortiert, bei denen man die Kleidungsstücke tragen konnte. So hatte es nahegelegen, sie zu beauftragen, nach Werten zu suchen, die sie zum Energiesparen brauchen könnten: Herzschlag, Blutdruck und derlei mehr.

Zur Verblüffung aller aber meinte Theresa Tracker:

„Für meine Aufgabe habe ich mich per Internet mit anderen Körper-Fabriken ausgetauscht, die einen vergleichbaren Schaden haben. Und tatsächlich habe ich sehr viele Werte gefunden, die wir messen könnten. Aber ich bin auch auf zwei Probleme gestoßen. Und bevor wir uns überlegen, welche Daten wir erheben wollen, sollten wir uns diese beiden Probleme genauer ansehen."

Probleme beim Tracken? Solche Töne kannte Peer Perfektsson sonst nicht von Frau Tracker. Und so blickte er überrascht und neugierig auf.

„Auf der einen Seite ist mir aufgefallen, dass das Erheben von Daten in manchen Körper-Fabriken zu erheblicher Verunsicherung führt. Bei einem Schaden, wie der unserer Fabrik, bleibt es nicht aus, dass die Tracker sehr viel piepsen und anzeigen. Von einigen Betroffenen habe ich mitbekommen, dass sie sich plötzlich auch Kleinigkeiten nicht mehr getrauen, die vielleicht gar keinen besonders großen Schaden angerichtet hätten. Manche werden von den Messgeräten dazu verleitet, sich geradezu sklavisch an sie halten zu wollen.

Auf der anderen Seite habe ich das genaue Gegenteil erlebt. In einigen Körper-Fabriken herrscht die Ansicht, alles sei safe, weil die Messgeräte nichts anzeigen. Aber bestimmte Energiefresser lassen sich mit einem Tracker nicht messen: Trauer, Nachdenken über die eigene Situation, wenn das Radio im Hintergrund leise und langsam Energie frisst; um nur ein paar Beispiele zu nennen.

Wertemessen entbindet uns nicht davon, trotzdem noch selbst auf Warnzeichen zu achten. Ein Tracker ist ein Hilfsgerät. Aber es ist nur dann wirklich eine Hilfe, wenn wir weiterhin mitdenken und selbst auf die Körper-Fabrik achten. Für einzelne Abteilungen, die noch gar kein Gefühl für Überlastung haben, ist Messen eine gute Hilfe. Aber wir sollten uns nicht vollständig auf das Messen verlassen, weder in die eine, noch in die andere Richtung. Was immer wir messen wollen, es darf uns weder zusätzlich stressen, noch in falscher Sicherheit wiegen.“

Peer staunte. So viel Nachdenklichkeit hatte er dem bekennenden Zahlenjunkie Theresa Tracker gar nicht zugetraut. Nun saßen sie zusammen und überlegten, welche Daten ihnen wirklich weiterhelfen könnten, von welchen sie sich unnötigerweise verunsichern lassen würden, und wie sie die Bereiche im Blick behalten könnten, die nicht messbar waren. Am Ende entschieden sie sich, nur die Werte zu erheben, die beim Energiesparen wirklich hilfreich waren. Von einem Wert, den sie sowieso nicht verändern konnten, wollten sie sich gar nicht erst in Stress versetzen lassen.

Peer entschied, dieses Denken von jetzt an auf alle Bereiche zu übertragen. Er würde nur noch dann Kraft in Untersuchungen und Messungen investieren, wenn es im Falle ungünstiger Werte auch eine Behandlungsmöglichkeit gab. Ansonsten würde er sich die Energie für die Messungen sparen.

Mit wenigen Klicks kann man inzwischen im Internet erfahren, welche Körperwerte man bei Long-Covid und ME/CFS erheben kann. Frau Tracker hat auf die grundsätzlichen Fragen dabei hingewiesen:

> ➤ Ist der erhobene Wert von mir überhaupt positiv beeinflussbar?

> ➤ Werden mir die Werte helfen oder werden sie mich verängstigen?

> ➤ Wie kann ich im Blick behalten, dass ich nicht alles messen kann?

Das Messen von Werten ist keine Notwendigkeit und kein Selbstzweck. Es soll eine Hilfe beim Pacing sein. Wer feststellt, dass das gar nicht hilfreich ist, kann die Fitnessuhr auch ganz einfach wieder ausziehen.

KAPITEL 5

Firmenumbau

Arbeitszeit für Dr. P.

Peer hatte schon einige Zeit daran gearbeitet, den Schichtwechsel zwischen Sympa und Dr. P. zu unterstützen. Oft klappte es, und er konnte sogar beobachten, dass Dr. P. seine Arbeit aufnahm. Inzwischen unterbrach Sympa die Atemübungen und Meditationen nur noch selten. Anfangs war sie regelmäßig hereingeplatzt und hatte Dinge gerufen wie: „Haben wir den Herd ausgestellt?" Nun aber gab sie immer länger Ruhe.

Aber sofort nach den Übungen forderte sie Aufmerksamkeit und wollte wieder loslegen. Das Problem war immer noch: Peer liebte es und gab ihr heimlich recht. Nach einer Meditation fühlte er sich etwas energiegeladener als vorher, und er wünschte sich nichts mehr, als diese Energie sofort auszugeben.

Alle Mitarbeiter und Mitarbeiterinnen seiner Fabrik taten es ihm gleich: Herr Pflicht, Frau Fleiß und wie sie alle hießen. Aber er spürte, dass Dr. P. mehr Zeit brauchte als die kurzen Momente während der Meditation. Diese Meditation war nur als Schichtwechsel gedacht. Die eigentliche Schicht sollte dann erst beginnen. Aber das kollidierte noch mehr, als alle bisherigen Maßnahmen, mit den Wünschen und Sehnsüchten aller anderen. Zu den vielen Arbeiten, die sowieso schon liegen blieben, sollte Peer nun auch noch viel mehr Zeit für Dr. P. einräumen. Da blieb doch noch mehr auf der Strecke! Wie sollte er das alles schaffen? Er würde alles noch einmal hinterfragen müssen.

Umschulungen und Weiterbildungen

Eine gewisse Frustration hatte sich bei Peer breitgemacht. Er wusste wirklich nicht mehr, wie er die vielen verschiedenen Aufgaben unter einen Hut bringen sollte. Er sah die liegengebliebenen Arbeiten der vergangenen Wochen und Monate, und nun sollte er obendrauf noch meditieren und zur Ruhe finden. Vor seinem inneren Auge tauchten seine Arbeiterinnen und Arbeiter auf, und er malte sich aus, wie sie darauf reagieren würden, wenn er von jetzt an die Devise „rumsitzen statt arbeiten" ausgeben würde.

Herr Pflicht, in seinem grauen Anzug, würde ihm was husten. „Erst die Arbeit, dann das Vergnügen", würde er kundtun. Der ältere Herr kam selbst jetzt noch gewissenhaft zur Arbeit. Manchmal schlich er nur und schleppte sich, aber er war da und forderte das auch von allen anderen. „Pflicht ist Pflicht und Schnaps ist Schnaps", pflegte er zu sagen.

Frau Schlechtes-Gewissen würde in ein ähnliches Horn stoßen, nur unterschwelliger. Mit wenigen Blicken und Gesichtsausdrücken war sie in der Lage, jedem ein flaues Gefühl im Magen zu bereiten, weil man den eigenen Ansprüchen nicht genügte. Nichtstun kam für sie nicht in Frage, und das würde sie alle anderen auch spüren lassen.

Frau Überschwang hatte vor lauter Begeisterung für ihre Arbeit schon früher nicht mitbekommen, wenn die Glocke zur Pause schellte. Nun überhörte sie sie manchmal absichtlich. Man hatte nicht mehr viel Freude in der kaputten Fabrik. Da musste man die kleinen Momente, in denen die Maschinen liefen, zelebrieren und sich daran erfreuen.

Und erst Frau Leistung! Gegen die würde er nie ankommen.

Er war frustriert. Er hätte gern ein zusätzliches Meditationszentrum eingebaut. Aber wie das zu schaffen sein sollte, war ihm vollkommen unklar. Vor allem mit seinen überidentifizierten Arbeitern und Arbeiterinnen.

Dann aber kam ihm eine abenteuerliche Idee, so gewagt, dass er zunächst über sich und seine Einfälle lachen musste. Doch je länger er darüber nachdachte, desto mehr war er davon überzeugt, dass es klappen könnte.

Noch einmal überdachte er alles, prüfte, dachte wieder nach. Dann hatte er sich entschieden. Er würde es ausprobieren. Er würde seinen Arbeitern klarmachen, dass ihre Arbeit in Zukunft die Entspannung im Meditationszentrum sei. Ihre bisherigen Aufgaben würden sie nur noch zur Belohnung machen dürfen, wenn sie ihre Entspannung im Meditationszentrum erledigt hätten.

Die größte Schwierigkeit würde sein, sie von den bisherigen Arbeiten abzuhalten. Ob er ein Abschiedsfest für das alte Leben feiern sollte? Oder es feierlich beerdigen und eine Todesanzeige formulieren? Vielleicht schickte er das alte Leben erst einmal vorläufig für zwölf Monate in ein Sabbatjahr und sah hinterher weiter? Entscheidend war, mit seinen Mitarbeitenden gemeinsam einen rituellen Abschied zu nehmen. Nur wenn er sie feierlich von ihren alten Aufgaben entpflichtete, bestand eine Chance auf Neuanfang.

Im zweiten Schritt kam es darauf an, dass er seine Leute umschulte. Herr Pflicht würde überwachen lernen, dass die Pflicht zur Ruhe eingehalten wird. Abends würde er ernst mit Peer sprechen dürfen und ihn ermahnen können, wenn jemand über die Stränge schlug. Unterstützung könnte Herr Pflicht sich bei Frau Schlechtes-Gewissen holen, die mit ihrem strafenden Blick dafür sorgen würde, dass Peer flau im Magen würde, weil er lieber die Küche hatte aufräumen lassen, als zu meditieren. Vielleicht könnte man Frau Überschwang für die Ruhe begeistern? Würde sie vor lauter Begeisterung finden, dass man noch ein halbes Stündchen länger ausruhen könnte?

Und Herr Nurnoch-schnell könnte im Anschluss rufen: „Nur noch schnell ein paar Atemübungen!“

Und abends, im Bett, würde Herr Stolz allen die heutigen Zahlen durchgeben: „Wir haben deutlich Energie übriggelassen! Heute haben wir alles richtig gemacht!"

Manche bisher eher stille Mitarbeitende könnten nun mehr Verantwortung übernehmen. Ihm fiel Frau Neugier ein, die beobachten könnte, was mit der Fabrik passierte, wenn äußerlich nichts passierte. Auch der schüchterne Herr Kleines-Glück, der bisher immer im Schatten des großen Herrn Glück gestanden hatte, könnte aus dessen Schatten heraustreten und sich auf die Suche nach kleinen Inseln des Glücks machen. Und zuletzt waren da die Fraukes: Frauke Lassenheit, Frauke Mächlichkeit, Frauke Ruhsamkeit. Sie könnten mit ihrer chilligen Art für das richtige Klima im Team sorgen.

Nur um die kleine Lieb Kind machte sich Peer Sorgen. Sie war schon immer zu jung und zu klein für die großen Aufgaben, die sie übernahm. Eigentlich hätte sie gar nicht mitarbeiten dürfen. Alle anderen hätten sie stattdessen regelmäßig in den Arm nehmen sollen und ihr sagen sollen, dass sie sie liebhaben, auch wenn sie nicht mitarbeitete.

Und dann hätten sie sie in den Sandkasten zum Spielen begleiten sollen. Aber die Kleine hatte immer so sehr gestrahlt, wenn sie eine Aufgabe gut erledigt hatte, da hatte Peer sich nicht getraut einzugreifen. Jetzt aber war Schluss damit. Von jetzt an würden alle im Team ihr immer und immer wieder versichern, dass sie einfach so geliebt würde, egal, ob sie etwas leistete oder nicht. Vielleicht war das ja eine große Chance für die Kleine?

Aber noch etwas beschäftigte Peer: Sie alle waren gewohnt, dass sich anstrengen in Erschöpfung mündete. Entkräftet auf dem Sofa zu liegen, war bisher Ausdruck perfekter Anstrengung gewesen. Das würde sich nun ändern müssen. Nun müssten sich alle anstrengen, sich nicht mehr zu erschöpfen. Das war sowohl ein inneres als auch ein gesellschaftliches Problem. Galt doch Erschöpfung in der Leistungsgesellschaft als der Maßstab schlechthin für Fleiß und Anstrengung.

Sie müssten lernen, Nein zu sagen – mit aller Disziplin, aller Pflicht, allem Durchhaltevermögen, das sie besaßen. Sie würden lernen müssen, sich zu wehren, sich auch mal unbeliebt zu machen, sich erklären zu müssen. Aber diese Probleme wollte Peer später lösen. Erst einmal würde er versuchen, sein eigenes Team auf die neue Linie einzuschwören.

Mehr oder minder unbewusst tragen wir ein ganzes Bündel an Prägungen, inneren Erwartungen und Eigenschaften mit uns herum:

> ➢ Die Stimme der Mutter, die „stell dich nicht so an" als Standardantwort auf alle Probleme hatte.

> ➢ Der Lehrer, der nur auf gute Leistungen mit wertschätzender Beachtung geantwortet hat.

> ➢ Die Konkurrenz unter den Geschwistern …

All das führt dazu, dass wir innerlich zum Handeln angetrieben werden. Die einen, weil sie ihre Pflicht erfüllen, andere, weil nur Leistung zählt, wieder andere durch ihren Hang zum Perfektionismus, aber auch durch Lust und Schaffensfreude. All diese inneren Antreiber machen den Umbau des eigenen, aktiven Lebens in ein „Meditationszentrum" schwer. Zu sehr sind die inneren Bilder davon geprägt, dass Ruhe verwerfliches Rumsitzen und Nichtstun sei.

Je verfestigter antreibende Prägungen sind, desto schwerer ist es, gegen sie zu gewinnen. Aber wenn man nicht gegen sie gewinnen kann, so kann man sie doch für die gemeinsame Sache gewinnen.

➢ Welche inneren Stimmen boykottieren mein Ruheprogramm?

➢ Wie kann ich dieser inneren Stimme eine wichtige Aufgabe geben? (Pflicht, Disziplin, Leistungsdenken und Co sind wunderbare Überwacher des Pacing-Programms, wenn sie ihre neue Aufgabe erst einmal verstanden haben!)

➢ Welche Stimmen unterstützen mich bereits, sind aber noch zu schüchtern? Wie kann ich sie stärken? (Kann ich die Geduld, die ich mit anderen habe, auf mich ummünzen? Kann ich die Faulheit fördern? Kann ich die Gelassenheit aus Kindertagen wiederentdecken? …)

Vor Jahren war ich nach einem kleinen Schicksalsschlag so aus der Bahn geworfen, dass mich meine Ärztin drei Wochen krankschrieb. Ich fragte sie, ob man diese Zeit irgendwie im Bett verbringen muss.

Ihre Antwort unterstützt mich auch jetzt noch: „Wer krank ist, hat die Aufgabe, alles zu tun, damit es wieder besser wird. Wenn das in Ihrem Fall bedeutet, sich an einen schönen See zu legen und die Sonne zu genießen, dann ist das jetzt Ihre Aufgabe.“

Bedenkenswert ist Peers Idee eines rituellen Abschieds für das alte Leben. Er dreht sein Denken damit um: Bisher war Pacing das, was noch zusätzlich zu allen anderen Aufgaben dazu kam. Jetzt hat er nur noch eine Aufgabe, und alles andere kommt nur dann dazu, wenn er die erste Aufgabe gut gemacht hat. Dafür aber muss er einsehen, dass er die alten Aufgaben, zumindest in absehbarer Ferne, nicht mehr schaffen wird.

Externe Fortbildung

Die meisten Umschulungen konnte Peer als Inhouse-Fortbildungen in die Wege leiten. Nur Gracia Gnade hatte um eine externe Fortbildung gebeten. So ganz hatte Peer nicht verstanden, wozu das nötig war, und warum sie sich für diese Fortbildung obendrein bei einem religiösen Anbieter angemeldet hatte. Es hatte einiges an logistischem Aufwand gekostet, Gracia Gnade ohne Crash daran teilnehmen zu lassen. Entsprechend hoch waren Peers Erwartungen an die Ergebnisse.

„Was haben Sie denn Schönes an neuen Tipps, Tricks oder Anwendungen mitgebracht?", fragte er Gracia Gnade.

„Keine", antwortete sie. „Darum ging es gar nicht in der Fortbildung."

Peer stand die Enttäuschung ins Gesicht geschrieben. Die ganze Fabrik hatte deutlich zurückgesteckt, damit Frau Gnade auf Fortbildung gehen konnte. Und nun war gar nichts Konkretes dabei herausgekommen?

„Haben Sie denn irgendwelche anderen nützlichen Antworten mitgebracht?", hakte er noch einmal nach.

„Die Fortbildung war nicht dafür da Antworten zu geben, sondern neue Fragen zu stellen", antwortete Gracia Gnade.

Das stellte Peer nicht zufrieden. Er hatte schon genug Arbeit damit, sich die Frage zu beantworten, wie er seine Körper-Fabrik halbwegs in Betrieb halten konnte. Entsprechend äußerte er sich Gracia Gnade gegenüber.

„Wir haben auch gelernt, die bisherigen Fragen zu hinterfragen", gab Gracia zur Antwort. „Schauen Sie", fuhr sie fort, „wir gehen davon aus, dass unser ganzes Glück daran hängt, die Körper-Fabrik in Gang zu halten. Aber stimmt das überhaupt? Liegt Glück wirklich nur darin? Klar würde es helfen, wenn die Körper-Fabrik liefe.

Aber was macht denn wirklich glücklich? Wäre es nicht genauso wichtig, sich mit den Fragen des Lebens zu beschäftigen? Mit den Fragen nach Sinn und Wert und Glück?"

„Das aber setzt eine halbwegs funktionierende Körper-Fabrik voraus. Wo soll denn der Wert herkommen, wenn man nichts mehr hinbekommt?", entgegnete Peer schärfer, als er es beabsichtigt hatte.

„Genau dieses Denken haben wir auf der Fortbildung zu hinterfragen gelernt", rief Frau Gnade eifrig. „Herr Perfektsson! Ihr Wert hängt doch nicht daran, ob unsere Fabrik eine bestimmte Anzahl an Schritten schafft, oder daran, wie viele Quadratmeter unsere Putzkolonne am Tag reinigt. Ihr Lebenssinn hängt doch nicht an der Produktion unserer Fabrik! Sie sind und bleiben wertvoll, unabhängig davon, was wir gerade leisten können. Sie sind unser großartiger Chef und werden von uns zu recht geliebt. Da ist es ganz egal, ob die Fabrik etwas leistet oder nicht. Sie sind liebenswert, mit und ohne funktionierende Körper-Fabrik!"

Gracia Gnade errötete. Aber Peer wirkte aufrichtig bewegt von den Worten. Ganz still saß er da, und leise traten ihm Tränen in die Augen, Tränen des Glücks. Das ermutigte Gracia Gnade weiterzusprechen.

„Wir gehen unser Leben in dieser Fabrik sehr planvoll und diszipliniert an. Auch unser Energiesparprogramm ist durchzogen von Fleiß und Pflicht. Und es ist sicher richtig, den Schaden mit Ernsthaftigkeit anzugehen. Aber wir gehören zur Gattung Mensch und sind nicht nur Maschine. Zum Mensch sein gehört auch Scheitern. Und zum Scheitern gehört eine gewisse Gnade und Milde mit sich selbst. Und die sollte in unser Meditationszentrum mit einziehen.

Wir brauchen die Bereitschaft, auch mal Fehler zu machen, uns zu verzeihen und uns trotz allem und mit allem für liebenswerte Wesen zu halten. Mögen die anderen sich noch so sehr über ihre perfekten Körper-Fabriken und ihre großartigen Leistungen definieren. Wir dürfen daraus aussteigen! Wir wissen, wir sind mehr als die Summe der Maschinen. Und dieses Mehr behält seine Würde, seinen Glanz, seine Schönheit, seine Liebenswürdigkeit, egal wie es unseren Maschinen geht. Chef! Sie bleiben es Wert, geliebt zu werden."

Gracia Gnade stockte. Plötzlich wurde ihr klar, was sie alles gerade zu ihrem Chef gesagt hatte, und es war ihr entsetzlich peinlich. Puterrot verabschiedete sie sich und hastete zur Tür. Sie hätte noch viel zu tun, murmelte sie. An der Tür rief der Chef ihr nach:
„Einen Augenblick noch, Frau Gnade!"
Sie drehte sich verlegen um.
„Danke", sagte Peer und entließ sie mit einem Kopfnicken. „Danke."
Schweigend saß Peer an seinem Schreibtisch. Gracia Gnades Worte hatten ihn sehr bewegt. Da brauchte es also erst einen so gewaltigen Schaden an seinen Maschinen, dass ihm jemand diese Worte zusprach.
„Wir sind mehr als die Summe unserer Maschinen", murmelte er immer wieder.

Notfallplan für die Kommunikations-Abteilung

Inzwischen spürte Peer immer besser, wenn etwas Energie verbrauchte. Und gerade verbrauchte irgendeine Abteilung unabgesprochen sehr viel Energie – extrem viel. Er spürte, dass etwas Kraft aufsog und verschlang. Aber was? Peer machte sich auf die Suche nach den Übeltätern.

Er fand sie in der Kommunikations-Abteilung. Die hatten sich eine Unmenge an Emotionen aus der Emotions-Abteilung geholt und – Peer traute seinen Augen nicht – badeten darin. Die ganze Kommunikations-Abteilung badete in Wut und Ärger. Nur mit Mühe bekam er aus den Badenden den Grund dafür heraus.

Wieder einmal war eine Kommunikation mit Außenstehenden über den Schaden der Fabrik vollkommen danebengegangen. Wie schon so oft hatte sich die Abteilung Dinge anhören müssen wie:

„Du musst dich aber schon auch anstrengen!"

„Du stellst dich aber auch an mit deiner Krankheit."

„Ich bin auch oft müde. Aber ich mach dann nicht immer gleich blau."

Sie konnten diese Aussagen nicht mehr hören und schäumten nun vor Wut. Das Schaumbad der Gefühle schwappte über. Wenn Peer ehrlich war, dann hätte er nur allzu gern mitgebadet. Aber gleichzeitig sah er nicht mehr ein, dass die dummen Sprüche irgendeines selbsterklärten „Spezialisten", der noch nie etwas von dem Defekt der Körper-Fabrik gehört hatte, so viel Energie fressen durften.

Mit der Kraft, die das Schaumbad in der Wut gerade kostete, hätte Peer so viel Schönes machen können! Und hatten sich die Damen und Herren aus der Kommunikations-Abteilung nicht schon bei den letzten und vorletzten dummen Kommentaren so ein Bad erlaubt? Zeit, dem Einhalt zu gebieten.

Peer bat Frauke Lassenheit um Hilfe. Sie sollte mit der Abteilung üben, wie man Gespräche über den Defekt der Fabrik kräfteschonend gestaltete.

„Warum belasten euch solche Sprüche überhaupt?", fragte sie.

„Weil sie nicht stimmen", meinte einer. „Weil sie uns falsche Dinge unterstellen", eine andere.

„Ja und?", setzte Frauke Lassenheit nach. „Bei anderen Dingen würde es euch doch auch nicht stören. Wenn jemand dumme Sprüche über euren dritten Arm machen würde, wüsstet ihr, dass der Mensch keine Ahnung hat, und würdet ihn vollkommen gelassen für einen Spinner halten."

Das sei etwas komplett anderes, erhoben sich einige Stimmen. Aber mitten in diese Empörung hinein sagte Frau Selbstzweifel: „Wir reagieren so empfindlich, weil wir im tiefsten Inneren glauben, dass diese Sprüche stimmen. Wir halten uns heimlich selbst für faul und sind es leid, uns so anstellen zu müssen. Es verletzt uns, weil wir nicht damit klarkommen, genau das machen zu sollen, was aussieht wie blaumachen."

Es stimmte. Bei näherem Hinsehen mussten es alle einsehen. Sie ärgerten sich, weil die Sprüche ihre innersten Selbstzweifel berührten. Vielleicht hatte das Gegenüber doch recht und sie waren einfach nur faul?

An ihrer inneren Haltung würden sie im Laufe der nächsten Zeit noch arbeiten müssen. Bis dahin wollten sie sich ein paar knackige Antworten zurechtlegen, die sie künftig energiesparend durch solche Gespräche bringen würden. Die übten sie, um sie im Ernstfall so sicher parat zu haben, dass Gespräche nicht mehr bis zur vollkommenen Kraftlosigkeit eskalierten. Dafür druckten sie sich die zukünftigen Gesprächsregeln auf große Plakate, die nun die Wände des Abteilungsraums zierten. Dort konnte man lesen:

1. Wenn das Gegenüber etwas Falsches über den Defekt sagt, klären wir ihn ruhig und sachlich auf. Dafür brauchen wir die innere Haltung: „Wir wissen Bescheid und erklären es dir gern. Nicht umgekehrt."

2. Wenn wir den Defekt erklären, fangen wir beim Crash/ bei der PEM (Post-Exertionellen Malaise) an. Mit ihr können wir gut verständlich machen, warum wir jetzt gerade vielleicht ganz gut aussehen, bei Überanstrengung aber morgen nicht mehr. Das kann in etwa so aussehen: „Wenn ich mich genau jetzt beim Gespräch mit dir übernehme, bricht das ganze System der Körper-Fabrik zusammen und es gibt ganz viele schreckliche Symptome. Dummerweise geschieht das aber zeitverzögert irgendwann zwischen heute Abend und übermorgen. Deswegen siehst du es nicht. Du siehst mich immer nur, solange es mir noch ganz gut geht."

3. Viele Ratschläge wären bei anderen Defekten richtig. Sie sind meistens nicht böse gemeint. Deswegen weisen wir freundlich auf den Unterschied hin. „Das geht bei dieser Krankheit leider nicht. Die wird durchs Trainieren schlimmer. Ich habe es ausprobiert."

4. Menschen haben gern recht. Deswegen antworten wir so, dass sie dabei nicht ihr Gesicht verlieren. Zum Beispiel so:
Spruch: „Du musst doch aber trainieren" – Antwort: Freundliches und zugewandtes Lachen und „So hab ich mir die Krankheit am Anfang auch vorgestellt."

(Botschaften: Ich versteh dich, mir ging es ähn-
lich. Falsch ist es trotzdem.)

5. Passende Antworten
   auf die Standardbemerkungen:

„Ist das psychisch?"

Antwort:

- ✔ „Schön wäre es. Dann könnte man was
  dagegen machen."

„Du siehst aber ganz gut aus!"

Antworten:

- ✔ „Danke. Aber ich fürchte, das ist Teil des
  Problems. Man sieht es nicht."

- ✔ „Immerhin etwas! Danke!"

„Du musst dich aber auch anstrengen.“

Antworten:

- ✔ „So habe ich mir die Krankheit am Anfang auch vorgestellt.“

- ✔ „Für die meisten Defekte stimmt das.
  Bei diesem leider nicht. Möchtest du, dass ich es dir erkläre?“

- ✔ „Ich bräuchte deine Hilfe beim Bremsen. Antreiben tue ich mich leider selbst schon.“

„Willst du denn nicht langsam mal wieder arbeiten?“

Antwort:

- ✔ Lachen und sagen: „Wenn es nach Lust ginge, wäre ich schon lang wieder auf dem Damm!“

Die Kommunikation mit Menschen, die die Krankheit nicht kennen, kann aus vielen Gründen schwierig sein:

> Bei einem Großteil der Krankheiten hilft es, an die eigenen Grenzen heran zu gehen und sie durch Training auszuweiten. Daher liegt für viele Gesunde der Gedanke an Training nahe.

> ME/CFS ist immer noch eine weitgehend unbekannte Krankheit, die obendrein nach ganz anderen Regeln funktioniert, als andere Krankheiten.

> Die Krankheit verpflichtet einen ausgerechnet zu dem, was sich andere einerseits wünschen, andererseits gesellschaftlich verpönt ist: Ruhe. Damit sind Neid und Ablehnung gleichzeitig vorprogrammiert. Dass man wahrscheinlich ein ähnlich ambivalentes Verhältnis zur Ruhe hat, kommt noch obendrauf.

➢ Wenn andere Menschen sich nach Ruhe sehnen, übersehen sie leicht den wichtigsten Unterschied: Sie sehnen sich danach, die Wahl(!) zu haben, ob sie ruhen oder aktiv sein wollen. Dass wir diese Wahl umgekehrt auch nicht haben, gerät leicht aus dem Blick.

➢ Auch wir sind nicht frei davon, ambivalent auf die Ruhe zu blicken. Sie als wichtigste Medizin anzusehen, müssen auch wir erst lernen.

Mir hilft es, mir Kommunikationsstrategien vorher zurecht zu legen und in Gedanken einzuüben. Dabei versuche ich immer davon auszugehen, dass mein Gegenüber es nicht böse meint. Es ist auf meine Hilfe und Erklärung angewiesen, wenn es die Krankheit verstehen will – nicht umgekehrt. Ich verstehe die Krankheit und erkläre sie gern.

Nicht jeder Mitmensch ist bereit, Informationen über die Krankheit anzunehmen. Bei vollkommener Beratungsresistenz kann es hilfreich sein, Kontakte abzubrechen. Kann ein Mensch „Freund" genannt werden, der kein Interesse hat, die Krankheit zu verstehen?

KAPITEL 6

Knut Knauser perfektioniert das Energiesparen

„Für meinen Vortrag", eröffnete Knut Knauser die nächste Sitzung, „habe ich eine kleine Präsentation vorbereitet."

Umständlich schloss er seinen etwas altmodischen Laptop an den Beamer an und gab währenddessen schon mal einen Vorgeschmack auf das, was zu erwarten war.

„Ich habe mich mit den versteckten Verbrauchern unseres Hauses befasst, und damit, wie wir durch kleine Maßnahmen wie „das Radio leiser stellen" Energie sparen können."

Peer Perfektsson seufzte. Genau diese Art von Vorschlägen war es, warum er so ein gespaltenes Verhältnis zu seiner Energiespar-Truppe hatte. Insbesondere Knut Knauser konnte unendlich viel Energie in die Planung einer Energiespar-Maßnahme stecken. Meist holte sie nur einen Bruchteil dieser Planungs-Energie wieder raus.

Wenn Knut Knauser einen Vorschlag zum Energiesparen machte, verschlang allein der Mailverkehr, den er deswegen produzierte, mehr Energie, als seine Idee einsparen konnte. Peer erinnerte sich an lange Diskussionen mit ihm, als er alle intakten und bereits ziemlich sparsamen Glühbirnen durch einen Hauch sparsamere ersetzen wollte. „Investition in die Zukunft" nannte er das. Grob überschlagen hätte sich diese Investition in die Zukunft in etwa 37 Jahren bezahlt gemacht – wenn dann noch eine einzige der neuen Glühbirnen intakt wäre.

Gleichzeitig aber übersah Knut Knauser wichtige Bereiche zur Energieeffizienz vollkommen. Peer nahm sich vor, jeden einzelnen der heutigen Vorschläge genau zu überprüfen, ob er nicht versteckt mehr Energie verbrauchte als einbrachte.

„Ich werde exemplarisch einzelne Abteilungen durchgehen und versteckte Verbraucher vorstellen, die wir vermeiden können", erklärte Knut Knauser mit wichtiger Stimme. „Das Ohr zum Beispiel könnte Energie einsparen, wenn es Ohrschoner tragen würde, und wir Radio und Fernseher nicht mehr laufen lassen."

Schon beim ersten Vorschlag war es so weit: Peers negative Emotionen verbrauchten mehr Energie, als Ohrschoner einsparen konnten.

„Und warum", fragte er, „warum in aller Welt sollen wir kein Radio laufen lassen und das Ohr mit Stöpseln quälen, wenn Radio hören noch nie zu einer Problemmeldung geführt hat?"

„Weil wir sparen können," antwortete Knut Knauser.

„Wir könnten auch die ganze Fabrik zumachen. Dann sparen wir am allermeisten", entgegnete Peer nicht ohne deutlichen Sarkasmus in der Stimme.

Frau Pacing schaltete sich ein. Seit das Energiespar-Gremium seine Vorschläge vorstellte, tat sie das nicht oft. Zu individuell waren die Voraussetzungen einer jeden Körper-Fabrik, als dass man von außen viel dazu hätte beitragen können. Aber dieser Punkt war so grundsätzlich, dass sie nicht schweigen wollte.

„Bitte beachten Sie alle miteinander zwei Dinge:

Das Ohr hat zwar noch nie durchs Radiohören einen Crash verursacht, es verbraucht aber dennoch Energie, die Sie nicht für anderes ausgeben können. Ihnen ist das bisher nicht aufgefallen, weil andere Bereiche der Fabrik noch mehr Energie verbrauchen und darum schon vor dem Ohr den Crash auslösen.

Bisher ist Ihnen das Ohr noch nicht als Verbraucher aufgefallen, weil es noch funktioniert, wenn andere schon gecrasht sind. Aber das liegt eher daran, dass andere Abteilungen Ihrer Körper-Fabrik schneller zusammenbrechen.

Vielleicht verbraucht das Ohr an einem langen Tag lauten Radiohörens gerade einmal so viel Energie wie die Beine bei einem kurzen Spaziergang. Und dennoch könnte das Radio am Vormittag den

Ausschlag geben, ob die Beine den Spaziergang am Nachmittag gut oder schlecht hinbekommen."

Knut Knauser nickte eifrig. Der Punkt ging an ihn!

„Aber", fuhr Frau Pacing fort und blickte dabei zu Knut Knauser, „es geht nicht darum, um jeden Preis zu sparen. Die Aufgabe ist, sich klar darüber zu werden, was alles Energie verbraucht – auch versteckt – und danach eine bewusste Entscheidung zu fällen. Wofür soll das bisschen Energie genutzt werden? Welche Kleinigkeit genau möchte Herr Perfektsson aus der unendlichen Liste der Möglichkeiten auswählen?

Wenn Radiohören zum Beispiel für ihn als Chef dieser Fabrik ganz oben auf der Liste der Lebensqualität steht, kann er so viel Radio hören, wie er Energie dafür hat. Er sollte sich aber bewusstmachen, dass er anderes dafür wird nicht tun können. Wenn es ihm wichtiger ist, Radio zu hören als zu duschen etwa, so ist das seine Entscheidung. Wir beraten ihn nur. Dafür betreiben wir den Aufwand des Energiesparens, dass Herr Perfektsson wieder entscheidet, wohin die Energie seiner Fabrik fließt."

Dankbar hatte Peer diesem zweiten Teil von Frau Pacings Rede zugehört. Es hatte ihm noch einmal vor Augen geführt, warum er hier mit seinem anstrengenden Umweltteam saß: Damit er nicht mehr nur den Mangel verwalten musste, sondern die kleinen Spielräume bewusst gestalten konnte. ‚Vom Verwalten zum Gestalten‘, war der für ihn wichtigste Gedanken aus dieser Sitzung. Und so ertrug er auch den Rest der Sitzung mit Fassung. Und die ein oder andere Idee von Knut Knauser war bei näherer Betrachtung gar nicht so dumm, wie sie auf den ersten Blick wirkte. Ja, Radiohören stand tatsächlich nicht oben auf seiner Prioritätenliste. Und Ohrschoner zu tragen war in vielen Situationen gar kein so schlechter Gedanke.

Knut Knauser ergriff noch einmal das Wort.

„Ich meine, wir sollten dringend mit der Putzkolonne und der Kantine sprechen. Jede Abteilung bringt sehr viele Opfer und verzichtet. Die Abteilung Sozialkontakte leistet geradezu übermenschlichen Verzicht, die Abteilung Bewegung ebenfalls. Aber die Putzkolonne meint, sie dürfe genauso viele Quadratmeter putzen wie früher. Und die Kantine meint, es müsse weiterhin aufwändiges Essen für alle geben.

Und das, obwohl es sie viel mehr Kraft kostet als bisher. Haben sie früher 5 - 10 % unserer Gesamt-Energie aufgebraucht, wären sie heute willens und bereit, unsere gesamte Energie und darüber hinaus zu nutzen. Die Putzkolonne schleppt sich den halben Tag im Zeitlupentempo durch die Gänge, kann längst nicht mehr, macht aber immer und immer noch weiter. Ich denke, das Sparen sollte auch von denen mitgetragen werden – also, wenn Ihnen Putzen und Kochen nicht deutlich wichtiger ist als Sozialkontakte oder Spaziergänge."

Peer überlegte. Knut Knauser hatte recht. Wozu musste das Gästezimmer picobello sein, wenn Übernachtungsgäste sowieso viel zu viel Kraft kosteten? Und wenn man doch die meiste Zeit am Tag nur auf dem Sofa herumlag, wozu musste man das im gebügelten Hemd tun?

Am Ende der Sitzung standen folgende Dinge auf Peers To-Do-Liste:

- ✗ Sonnenbrille für die Abteilung Augen

- ✗ Gute Ohrstöpsel für die Abteilung Ohren

- ✗ Hoher Hocker mit Rollen für die Kantine und die Wäscherei

- ✗ Den Turnus verlängern. Vielleicht musste die Firma ja gar nicht so oft geputzt werden?

- ✗ Einen Timer anschaffen und alles, was zu tun ist, verkürzen: kürzer duschen, kürzer Besuch empfangen, kürzer putzen, kürzer telefonieren ...

Im Konflikt mit Knut Knauser brechen noch einmal grundsätzliche Fragen auf, auf die ich aufmerksam machen möchte:

> ➢ Energiesparen ist kein Selbstzweck! Wer alles spart, obwohl Kraft vorhanden wäre, tut das auf Kosten der Lebensqualität. Wir sparen, um damit das Leben wieder ein ganz kleines Bisschen selbst zu gestalten, um wieder die Wahl zu haben.

> ➢ Nicht jede Idee des Energiesparens rechnet sich. Wenn man in die nächste Großstadt fährt, um sich einen Rollhocker für die Küche zu kaufen, und deswegen crasht, braucht es hinterher sehr lange, bis sich der Rollhocker energetisch amortisiert hat. Das Gleiche gilt auch für den ein oder anderen Arztbesuch, bei dem teure LongCovid-Programme angeboten werden, die nur einzelnen Betroffenen helfen.

> ➢ Während Bernd Brockens Ideen die Crashs verhindern sollen, sind Knut Knausers dafür da, regelmäßig überall ein kleines bisschen zu sparen. Ginge es um Geld, wäre der Vergleich:

Bernd Brocken weist darauf hin, dass wir uns den Mittelklassewagen grundsätzlich nicht mehr leisten können, während uns Knut Knauser dazu anhält, im Alltag bei Milch und Butter auf die Angebote zu achten.

Den Unterschied zwischen Bernd Brocken und Knut Knauser kann man sich gut am Rollhocker für die Küche klarmachen. Ich könnte inzwischen auch ohne Rollhocker kochen. Ich benutze ihn trotzdem gern, einfach, weil es ein kleines bisschen Kraft spart. Ganz am Anfang der Erkrankung, als ich fast nur auf dem Sofa lag, und meine Frau kochte, war an Kochen nicht zu denken. Mit einem Hocker hätte ich es an guten Tagen mit viel Anstrengung vielleicht hinbekommen.

Damals wäre „Kochen mit Hocker" bei mir in den Arbeitsbereich von „Bernd Brocken" gefallen. Es war eine Kraftanstrengung, bei der ich ohne Hilfsmittel zusammengebrochen wäre. Heute spart der Hocker in der Küche nur noch „einfach so" und „weil ich's kann". Wozu ist der Unterschied wichtig? Für alles, was in den Zuständigkeitsbereich von Bernd Brocken fällt, hat Peer mit seiner Energiespar-Gruppe vereinbart: „maximal eine große Kraftanstrengung am Tag."

KAPITEL 7

In der Lebensmittel-Warenannahme

„Leute, es kommt frische Ware!", rief das Auge. Und die Zunge ergänzte: „Mmh, ich schmecke leckeren Salat, Essig und Öl."

Der Rest der Abteilung begann, sich vorzubereiten. Die Zähne zerkleinerten fleißig, der Speichel bereitete die Zerlegung in Einzelteile vor und arbeitete damit dem Magen zu. Alle mümmelten zufrieden am Salat und freuten sich, Vitamine im Körper einräumen zu können. Die kann man immer mal brauchen.

„Achtung", rief das Auge, „der Wechsel zum Hauptgericht ist erfolgt!"

„Und was ist es?", fragten alle neugierig.

„Schwer zu sagen", meinte die Zunge. „Es schmeckt eigentlich ganz gut, aber irgendwas stimmt nicht."

„Wahrscheinlich wieder so ein Fertigzeugs", meinte ein anderer.

„Fertigzeugs? Wo? Geil!", meldete sich das Belohnungszentrum zu Wort. Es liebte den Kick durch Glutamat und Zucker. Aber alle anderen stöhnten. Für sie war das unnötige Arbeit, die Kraft kostete – Kraft, die sie gerade nicht besaßen.

„Können wir nicht auch mal was Richtiges bekommen?", fragte einer unwillig. Aber ein anderer antwortete:

„Wie denn? Bei dem Bisschen an Energie kann man wohl kaum von den Beinen verlangen, in der Küche herumzustehen. Den Armen fehlt die Kraft zum Schnippeln, dem Kopf wird beim Kochen schwindlig. Wie soll da richtiges Essen auf den Teller kommen?"

„Ach, aber, wenn wir mehr Arbeit haben, dann schadet es nicht? Zählt unsere Arbeit nicht? Und wie sollen wir dieses Zeug so aufarbeiten, dass richtige Energie draus wird?"

Es war wie immer, seit die Fabrik Schaden genommen hatte: Man hatte die Wahl es so oder anders falsch zu machen. Es richtig zu machen ging nicht. Also war die Abteilung Lebensmittelverarbeitung höchst unzufrieden. Es sollte aber noch härter für sie kommen.

„Nachtisch", rief die Zunge. „Und es ist sehr süß. Bauchspeicheldrüse, jetzt bist du gefragt. Wir werden Insulin brauchen. Und wie es scheint, viel Insulin."

Die Bauchspeicheldrüse legte sich ins Zeug. Sie produzierte Insulin auf Hochtouren. Die Jungs von der Nährstoffverarbeitung räumten noch etwas vom Hauptgang auf und versorgten die letzten Vitamine. Mit dem Nachtisch hatten sie wenig zu tun. Wertstoffe gab es kaum. Das machte sie genauso unzufrieden wie die Bauchspeicheldrüse, die es hasste, plötzlich so viel arbeiten zu müssen. Sie liebte es ruhig und gleichmäßig. Aber jetzt war Stresszeit und sie tat, was sie konnte. Nur das Belohnungszentrum war wieder durch und durch glücklich. Noch mehr Zucker! Ach war das schön!

Dann meldete die Zunge: „Kannst aufhören, Bauchspeicheldrüse. Der Nachtisch ist verspeist."

„Upsi", antwortete diese, „das ist jetzt aber arg plötzlich. Und blöde ist es auch. Erst meldest du, ich soll produzieren, das hab ich gemacht. Und dann so plötzlich kommt gar kein Zucker mehr nach? Jetzt habe ich zu viel Insulin ausgeschüttet, um ehrlich zu sein: viel zu viel!"

„Nicht schon wieder!", riefen alle anderen, denn sie wussten, was jetzt kam.

„Tja", meinte die Bauchspeicheldrüse, „das kommt davon, wenn man mich hetzt. Das sag ich immer wieder, aber auf mich hört ja keiner. Tut mir leid, Leute, aber da müsst ihr das Insulin jetzt aufwischen. Und wenn ihr immer nur über mich motzt – ich kann auch ganz aufhören zu arbeiten. Ich habe nämlich schon lange keinen Bock mehr auf diesen Stress. Ich will in Ruhe arbeiten."

Vollkommen genervt zückten die Betroffenen ihre Wischmopps. Als wäre es nicht schwierig genug, sich mit den eingeschränkten Energieverhältnissen darum zu kümmern, dass aus der angelieferten Nahrung neue Kraft wurde. Aber dieses ständige hinter der Bauchspeicheldrüse Aufräumen war unerträglich. Das kostete so viel Energie, dass es die ganze Fabrik aufs Sofa zwang.

HINTERGRUND

Auch wenn noch nicht ganz geklärt ist, wie genau unsere Körper Energie herstellen, so ist doch klar woraus: in erster Linie aus der Nahrung. Insofern ist anzunehmen, dass die Nahrung einen Einfluss auf unsere Energie hat. Es ist wie beim Tanken: Optimal zusammengesetzter Sprit fährt am besten, verunreinigtes Benzin fährt schlechter und Benzin im Dieselfahrzeug gar nicht.

Und hier beginnt das Dilemma. Zum einen gibt es unendlich viele Vorstellungen davon, was optimale Ernährung genau ist, zum anderen aber: Wer keine Kraft hat, kann nicht im Laden hochwertige Lebensmittel kaufen und aufwändig in der Küche zubereiten. Um auszuprobieren, ob anderes Essen mehr Kraft gäbe, müsste man zunächst einmal Kraft investieren können, anderes Essen zuzubereiten.

Das erschwert jeden Versuch, die eigene Gesundheit mit Hilfe der Ernährung zu stärken. Die Ansichten, was genau gesund ist, gehen weit auseinander.

Was immer man für sich selbst als richtig ansieht, man wird Gleichgesinnte finden, und Menschen, die diese Form der Ernährung strikt ablehnen. Meine eigenen Überzeugungen, mit denen ich sehr gut fahre, sehen in etwa so aus:

> Unsere Körper sind auf die Verarbeitung von Lebensmitteln eingerichtet. Lebensmittel sind auf natürliche Weise entstanden. Mit jedem industriellen Verarbeitungsschritt verliert ein Lebensmittel an Qualität. Je länger etwas in einer Fabrik bearbeitet wurde, desto weniger ist es hinterher noch ein Lebensmittel. Hochverarbeitete Produkte belasten den Körper, denn durch die Verarbeitung ist einerseits viel Wertvolles verloren gegangen und andererseits allzu viel Schädliches ins Essen hineingeraten. Pulver kann man nur dann zu Lebensmitteln zählen, wenn man es in der eigenen Küche mit Kaffee- oder Pfeffermühle herstellen könnte.

> Die Bauchspeicheldrüse stellt Insulin her, das
> für den Abbau von Zucker notwendig ist. Sie ist
> auf die Menge und Art an Zucker ausgelegt,
> wie sie vor der Entwicklung von Industriezu-
> cker vorkamen: mal ein bisschen jahreszeitli-
> ches Obst, mal etwas Honig oder Sirup. Seit
> Zucker günstiges Massenprodukt geworden
> ist, haben sich zwei Dinge für die Bauchspei-
> cheldrüse grundsätzlich geändert: Auf indus-
> triellen Zucker muss sie viel schneller reagie-
> ren und sie muss es viel öfter tun. Darauf ist sie
> nicht ausgelegt. Darum quittiert sie immer
> öfter und immer früher ihren Dienst: Diabetes
> entsteht. LongCovid scheint diesen Trend bei
> einigen deutlich zu verstärken. Wie es aus-
> sieht, fördert LongCovid Diabetes.

Die Ernährung auf industriezuckerfrei umzustellen,
hat verschiedene Vorteile: Es entlastet die Bauchspeicheldrüse bevor sie zusammenklappt und
beugt Diabetes vor. Die Umstellung verhindert
aber auch massive Insulinschwankungen. Insbesondere der schnelle Abfall des Insulinspiegels
nach dem Zuckerkonsum kostet extrem viel Energie und führt zu massiver Erschöpfung, die zur all-
gemeinen LongCovid-Erschöpfung obendrauf
kommt.

Es hilft, auf Industriezucker zu verzichten und den Konsum von natürlich vorkommendem Zucker, wie in Obst und Honig, auf das kleine Maß zu reduzieren, wie es vor der Herstellung von Industriezucker üblich war. Also nicht mehr Obst und Honig zu verzehren, als Johann Wolfgang von Goethe gegessen hat.

Auf Industriezucker zu verzichten, ist aber gar nicht so einfach. Denn die Industrie ist sehr geschickt darin, ihn in fast allen Lebensmitteln und hinter zig verschiedenen Namen zu verstecken. Wer erwartet zum Beispiel Industriezucker in der Leberwurst, im Dosenmais oder im Senf? Wer hat bei Worten wie Saccharose, Maltrodextrin oder Fruchtsirup vor Augen, dass es letztlich nichts anderes als Industriezucker ist?

Und damit sind wir wieder am Anfang. Es wäre sehr förderlich, auf hochverarbeitete und gezuckerte Lebensmittel zu verzichten. Aber das kostet Energie, die viele nicht haben. Es kostet Energie, sich damit zu beschäftigen, worin welcher Zucker enthalten ist, was man stattdessen essen möchte und zuckerfrei zu kochen.

Der Körper braucht Energie, sich auf zuckerfrei umzustellen und sich daran zu gewöhnen. Insofern muss man abwägen, ob man die Kraft für einen

Versuch investieren kann, selbst dann, wenn die Umstellung nur wenig Gewinn bringt.

➤ Zum Thema Ernährung gehört auch Histamin. Viele von LongCovid Betroffene profitieren von einer histaminarmen Ernährung. Da ich selbst nicht dazu gehöre, habe ich mich nicht so intensiv damit auseinandergesetzt, und kann nicht mehr als den Hinweis darauf beitragen.

➤ Fleisch – vegetarisch – vegan?

Immer wieder taucht der Rat auf, die Beschwerden durch eine vegane Ernährung zu lindern. Manchen hilft es wohl, anderen nicht. Ich persönlich halte keine der drei Formen den anderen grundsätzlich überlegen. Ein Veganer, der sich von frisch zubereitetem Obst und Gemüse ernährt, ernährt sich sicher gesünder als jemand, der hoch verarbeitete Burger aus der Fastfood-Kette isst.

Umgekehrt lebt aber jemand, der sich hin und wieder zu seinem frischen Salat und Gemüse ein Stück Fleisch in der Pfanne brät, vermutlich gesünder als der Veganer, der sich ausschließlich von hochverarbeiteten veganen Fertigprodukten ernährt.

Vegane Ernährung neigt dazu, sehr kohlenhydrathaltig zu sein. Viel Obst belastet die Bauchspeicheldrüse fast genauso wie industriell hergestellter Zucker. Wer vegan lebt, sollte auf ausreichend Fett und Eiweiß achten.

Hunger

„Hunger", rief das Gehirn in strengem Tonfall. „Ich brauch jetzt mein Mindestmaß an Energie!" Und nur wenige Augenblicke später fügte es noch ein deutliches: „Jetzt! Nicht später!", hinzu.

Die Mitarbeitenden in der Abteilung Lebensmittelverarbeitung wurden nervös. Wo sollten sie jetzt so schnell Energie herbekommen? Die letzte Mahlzeit war schon etwas her, die schnell verfügbare Energie bereits aufgebraucht. Sie fragten das Auge: „Siehst du irgendwas zu essen?"

Aber das Auge verneinte. Es warf schnell einen Blick auf die Uhr. Erfahrungsgemäß würde es auch noch einige Zeit dauern bis zur nächsten Mahlzeit.

„Hunger!", rief das Gehirn noch einmal und verschärfte seinen Ton.

Die Anspannung stieg. Denn alle wussten: Wenn das Gehirn Hunger hatte, dann wurde es mehr als unleidlich, dann wurde es zum Tyrannen. Sie baten also die Beine, zum Kühlschrank zu gehen. Aber die Beine weigerten sich. Für den heutigen Tag hatten sie genug geleistet. Sollte sich das Gehirn halt mal gedulden.

Doch Geduld gehörte wahrlich nicht zu den Stärken des Gehirns. Sein nächstes „Hunger!", klang noch schärfer, noch schneidender. In ihrer Not begannen alle, nach Alternativen zu suchen.

„Gibt es denn nicht noch andere Varianten, Energie herzustellen, als über Nahrung?", fragte einer. Und einer der Ältesten begann zu grübeln:

„Doch, da gab es mal was. Früher haben wir das öfter gemacht. Aber dann war immer Nahrung da. Da mussten wir diese anderen Arten nicht mehr machen."

„Was war das denn? Wie ging das?", fragten alle durcheinander.

Aber so genau wusste es der ältere Herr nicht mehr. Wie lange mochte das her sein? Er erinnerte sich kaum noch.

„Weißt du denn wenigstens noch irgendwas davon?", fragten die anderen.

„Hunger!", rief das Gehirn.

„Was ich noch weiß, ist, dass wir irgendwelche Reste in der Fabrik zusammengesucht haben: Zellreste, Virenreste, Produktionsfehler – so was in der Art. Aber dann? Ich kann es nicht mehr sagen!"

„Ich habe einen riesengroßen Hunger. Und wenn der nicht bald gestillt wird, dann werde ich ungemütlich!"

Was ist das Gehirn denn jetzt, wenn ungemütlich erst noch kommt, dachten die ersten.

„Komm schon, du musst doch noch wissen, wie das ging. Virenreste liegen hier überall rum. Wenn wir die bei der Gelegenheit in Energie verwandeln können, dann haben wir zwei Fliegen mit einer

Klappe geschlagen! Wir sind den Schrott los und haben Energie gewonnen!"

Aber der ältere Herr wusste nicht mehr, wie man aus Resten Energie erzeugte. Er war willig, einiges auszuprobieren. Vielleicht kam er dann wieder darauf. Aber das würde dauern. Bis dahin würde das Gehirn sehr ungemütlich werden. Ob sie das aushielten?

HINTERGRUND

Was hier den Mitarbeitenden nicht einfällt, ist die Autophagie. Unser Körper kennt theoretisch drei Arten von „Sprit" für die Energiegewinnung: Die erste und einfachste ist aus der Nahrung. Seit in Europa die Nahrung weitgehend gesichert ist, geraten die anderen beiden in vielen Körpern in Vergessenheit. Dadurch tun sich immer mehr Körper schwer, zwischen allen drei „Spritarten" hin und her zu wechseln.

Bleiben Lebensmittel aus, sucht sich der Körper für ein bis drei Tage verschiedene Reste und Abfallprodukte zusammen: Beschädigte, überschüssige oder schädliche Zellbestandteile, die ihre Aufgabe nicht mehr richtig erfüllen. Sie werden in der Autophagie abgebaut, und aus ihnen wird Energie gewonnen.

Für mich gehört der Wechsel zwischen den drei Formen zu einem der wichtigsten Gründe für Fortschritte. Diesen Wechsel provoziere ich durch kleinere Fastenzeiten. Wie alles, geht auch das sehr langsam. Anfangs dachte ich, viel helfe viel, und habe wiederholt eine Woche am Stück gefastet.

Dann fiel mir auf, dass nach Tag drei oder vier keine Verbesserungen mehr dazu kamen, das Fasten aber den Körper von da an schwächte. Das hat in mir die wissenschaftlich nicht untersuchte oder belegbare Überzeugung geformt, dass es die Autophagie ist, die den Fortschritt bringt, also die ein bis drei Tage, in denen der Körper von Resten lebt.

Da eine der wichtigsten Theorien zu LongCovid ist, dass persistierende Virusreste eine zentrale Rolle spielen, erscheint es mir durch und durch schlüssig, dass „Reste futtern" hilfreich ist. Ich sehe also zu, dass mein Körper möglichst oft dazu Gelegenheit bekommt. Dafür lasse ich das Frühstück ausfallen und an nicht mehr als einem Tag in der Woche alle Mahlzeiten. Das ist der Rhythmus, den ich am besten auch auf Dauer durchhalte.

In den verschiedenen Onlineforen ist Fasten und Kurzzeitfasten immer wieder Thema. Die Rückmeldungen sind sehr unterschiedlich. Überwiegend ist die Erfahrung, dass wochenlanges Fasten am Stück einerseits zwar Fortschritte bringt, andererseits aber den sowieso schon geschwächten Körper gleichzeitig sehr schwächt.

Ein nicht unerheblicher Teil erzählt allerdings auch, dass Versuche des Fastens so unmittelbar zu Verschlechterungen führten, dass sie abbrechen mussten. Sie machten genau die umgekehrte Erfahrung: Wenn sie den Körper nicht auch noch durch Fasten stressen, geht es ihnen am besten. Dafür verteilen sie das Essen weiträumig über den Tag, essen morgens gleich einen halben Apfel und beenden den Tag mit der anderen Hälfte.

Wie so oft muss man schauen, ob man genug Kraft zum Ausprobieren hat, und sich durchprobieren, um heraus zu finden, was einem guttut.

KAPITEL 8

Streitgespräch mit Herrn Bell

Inzwischen waren Monate ins Land gegangen. Peer kam immer besser zurecht. Seine Maschinen liefen nur noch selten heiß, und noch seltener brach das System komplett zusammen. Die angespannten Nerven hatten sich wieder entspannt, die Abteilung Ohr arbeitete meist ohne weitere Störungen. Seine Körper-Fabrik lief einen gewissen Zeitraum ohne Probleme. Beim ersten ungewöhnlichen Pfeifton fuhr Peer die Maschinen herunter und ließ sie abkühlen.

Es gelang ihm, die Programme nur noch so lange zu fahren, dass man in der Zeit die Defekte fast nicht mehr bemerkte. Hin und wieder unterschätzte er einen Energiebedarf. Dann pfiff es wieder hier, und zog dort, auch der totale Zusammenbruch des Systems kam weiterhin vor, meist aber mit geringeren Auswirkungen, da er die Maschinen vor dem Absturz lange nicht so heiß hatte werden lassen wie früher. Er war zufrieden.

Nun aber saß wieder einmal ein Spezialist von außen an seinem Schreibtisch: Herr Bell. Seine Aufgabe war, zu entscheiden, wie schwer Peers Körper-Fabrik betroffen war. Warum genau Herr Bell das wissen wollte, hatte Peer sich nicht merken können. Es war wieder einmal einer dieser Fachleute, die irgendein Gutachten erstellen sollen, für Versicherungen oder Behörden.

„Wie stark sind denn Ihre Beschwerden?", fragte Herr Bell.

„Im Moment habe ich keine," antwortete Peer nicht ohne Stolz auf seine Pacing-Erfolge.

Herr Bell blickte auf seine Tabelle:

„Das ist schön. Dann können Sie also wieder Vollzeit arbeiten."

Peer blickte ihn entsetzt an:

„Wie kommen Sie darauf?"

Herr Bell schob ihm seine Tabelle rüber. Tatsächlich, dort stand es: Je mehr Symptome, desto weniger Stunden könne man arbeiten, je weniger Symptome desto höher die Arbeitsfähigkeit.

„Sie müssen verstehen, ich bin hier, um die Leistungsfähigkeit Ihrer Fabrik zu kontrollieren. Wir können uns einen unnötigen Stillstand Ihres Werks nicht leisten. Und wenn Ihre Maschinen nicht einmal Symptome zeigen, dann ist der Stillstand unnötig", erklärte Herr Bell streng.

Peer aber hielt dagegen: „Der Stillstand ist nötig, damit es keine Beschwerden mehr gibt. Wenn ich die Maschine morgen früh auf Normalbetrieb hochfahre, werden die ersten Maschinen spätesten mittags zu dampfen anfangen und noch vor dem Feierabend werden alle Systeme qualmen. Spätestens in drei Tagen fällt die Fabrik wieder für Tage oder Wochen aus! Wollen Sie das?"

„Das müssten wir zur Überprüfung dann einmal testen."

„Wie meinen Sie das?"

„Schauen Sie," erklärte Herr Bell, „Sie stehen morgens beschwerdefrei auf und legen sich mittags hin, ebenfalls weitgehend beschwerdefrei. Woher soll ich also wissen, ob die Beschwerden wirklich kämen, wenn Sie noch etwas länger arbeiten? Schauen Sie in diese Tabelle. Dort kann man ablesen, dass ein beschwerdefreies Leben auch bedeutet, dass man arbeiten kann. Und man kann ebenfalls ablesen, dass man auch mit Schmerzen noch zu einer gewissen Leistung fähig ist."

Peer saß erschüttert da. Da hatte er endlich einen Weg gefunden, weitestgehend beschwerdefrei zu leben, und genau damit auch Fortschritte gemacht. Er konnte zusehen, wie seine Körper-Fabrik den Handlungsspielraum ausweitete. Und nun kam dieser Herr Bell mit seiner Tabelle und fand, dass Peer ruhig auch mit Schmerzen und Beschwerden ein wenig arbeiten könne.

So mühselig hatte Peer versucht, sich exakt dieses Denken abzugewöhnen. So hart hatte er lernen müssen, dass er immer noch ein bisschen früher Pausen machen musste. So sehr hatte er sich zur Ruhe zwingen müssen. Und er hatte damit Erfolg gehabt – im Gegensatz zu so manch einem anderen Spezialisten. Nun sollte er alles wieder riskieren, weil er zu wenig Beschwerden hatte? Er blickte auf die Tabelle, die Herr Bell ihm hingelegt hatte.

„Schauen Sie mal!", rief er plötzlich aufgeregt. „Dort steht nicht Beschwerden, sondern Symptome. Das ist ein grundlegender Unterschied! Unter Beschwerden verstehe ich die Symptome, unter denen ich leide. Wenn nach Überanstrengung mein Herz unverhältnismäßig rast, oder mein Kopf zum Bersten schmerzt, dann sind das Beschwerden.

Symptome aber sind weit mehr. Wenn ich mittags erschöpft und müde bin, dann tut mir das nicht direkt weh. Aber es ist dennoch ein Symptom, und zwar ein schweres – ein sehr schweres. Sie müssen Abgeschlagenheit auch dann als Symptom werten, wenn sie nicht weh tut! Unter Symptome fällt alles, was mich am normalen Leben hindert, auch wenn es keine direkten Beschwerden sind! Wenn ich mittags nicht mehr kann, habe ich schwere Symptome."

Schon in den 1980er Jahren legte David Sheffield Bell eine Skala an, um einzuordnen, wie schwer man von ME/CFS betroffen ist. Bell 0 bedeutet dabei, vollständig bettgebunden und auf Hilfe angewiesen zu sein, Bell 100 bedeutet, keinerlei Symptome oder Beschwerden mehr zu haben. Die Skala war ein wichtiger Schritt, auch um zu zeigen, dass die Krankheit in unterschiedlichen Schweregraden vorkommen kann. Das war auch für weniger schwer betroffene Menschen wichtig.

Die Tabelle hat aber auch Tücken.

Das eine große Problem betrifft die Symptome. In der Tabelle ist die Schwere der Symptome an den Wert der Skala gekoppelt: Bell 0 hat immer schwere Symptome, Bell 90 praktisch nie. Unsere Symptome sind aber größtenteils Überlastungssymptome. Heißt: Wenn man sich lange genug an seine Grenzen hält, kann es gelingen, nur sehr wenige zu haben. Trotzdem kann man hausgebunden sein.

Wenn meine Kraft genau reicht, mich Zuhause selbst zu versorgen, und ich mich damit nicht überlaste, bin ich bei „Bell 20-30", hab aber kaum schmerzhafte Symptome.

Wenn ich bei „Bell 90" bin und mich schwer überlaste, habe ich im Anschluss Schmerzen in einem Ausmaß, wie es die Skala nur bis „Bell 40" vorsieht.

Als nächstes unterstellt die Tabelle eine gewisse Arbeitsfähigkeit auch mit Schmerzen. So vermerkt die Skala für „Bell 30", mittelschwere Symptome in Ruhe und schwere Symptome bei Belastung. Es wird angenommen, dass man die meiste Zeit nicht einmal das Haus verlassen kann. Und dennoch geht die Skala davon aus, man sei zwei bis drei Stunden in der Lage, leichte Büroarbeit zu erledigen.

Natürlich kann man sich mit schweren Symptomen zu etwas zwingen. Aber das ist keine besonders kluge Idee. Bei den Symptomen, die die Skala bis Bell 30 vermerkt, müsste man sich zwingen, deutlich weniger zu tun. Zudem lässt die Tabelle viel Deutungsspielraum:

➢ Was genau sind Symptome? Peer weißt auf einen wichtigen Punkt hin: Auch frühe Erschöpfbarkeit ist ein schweres Symptom, auch wenn es nicht mit Schmerzen oder unangenehmen Körpergefühlen einhergeht.

➢ Was genau ist Arbeit? Die Tabelle wirkt, als ginge es um Erwerbsarbeit. Aber bei „Bell 30" sind die angenommenen zwei bis drei Stunden Arbeitsfähigkeit aufgebraucht, wenn man sich selbst versorgt hat (duschen, anziehen, drei einfache Mahlzeiten vorbereiten, einnehmen und wieder aufräumen, leichte Hausarbeit und Wäsche machen ...).

Für die Frage, wie viele Stunden am Tag man erwerbstätig sein kann, sollte man sich klarmachen: Es braucht zusätzlich zur Erwerbsarbeit auch viel Kraft drum herum: Anziehen, duschen, essen berei ten und einnehmen, einkaufen, Wege zur Arbeit und zurück und alles zusammen muss im Rahmen des eigenen Pacings bleiben.

Also lautet die Frage: Wie viel Zeit habe ich noch zur Verfügung, nachdem ich, perfekt gepact, mich selbst versorgt habe? In diese Rechnung sollte auch einfließen, dass es auch Kraft für einen Ausgleich zur Arbeit braucht: Familie, Hobby, Freunde.

Leider ist eine Rechnung in dieser Art für viele Menschen nicht bezahlbar, und wird von Behörden und Krankenkassen nicht unbedingt mitgetragen. Hoffen wir für Peer, dass wenigstens er Herrn Bell überzeugen konnte.

Eigene Notizen und Gedanken

KAPITEL 9

Rückblick

Peer saß am Ufer des nahegelegenen Sees und blickte in die Weite. Nun achtete er schon einige Monate darauf, immer etwas weniger Energie auszugeben, als er hatte und einen kleinen Vorrat anzulegen. Viel hatte sich verändert in der Zeit. In Gedanken zog er Bilanz:

✔ Seine Körper-Fabrik war seit längerem nicht mehr vollkommen gecrasht und hatte nur noch selten mildere Formen von PEM. Das allein war die Mühe wert.

✔ Seine Beschwerden waren deutlich zurückgegangen. Inzwischen tat ihm nur noch selten etwas weh. Dann merkte er bereits an der ersten Beschwerde, dass er sich gerade zu viel zumutete.

✔ Er konnte deutlich verlässlicher auf seine Kraft zugreifen. Inzwischen konnte er darauf vertrauen, dass er am nächsten Tag Energie hatte, wenn er vorher auf seinen Energie-Haushalt geachtet hatte.

✔ Viel mehr Energie hatte er noch nicht gewonnen. Es ging zwar bergauf, aber so langsam, dass Gesundheit im Sinne von „wie früher" in weiter Ferne lag. Nach seinen Hochrechnungen gewann er im Schnitt zehn Sekunden am Tag. In dem Tempo würde es also noch locker zehn Jahre diszipliniertes Energiemanagement brauchen, bis er halbwegs der Alte wäre. Ob er so lange durchhalten würde? Wie würden sich die Verbesserungen entwickeln? Kämen sie eines Tages zum Stillstand, oder gäbe es vielleicht sogar irgendwann ein exponentielles Wachstum? Vorsichtshalber richtete sich Peer darauf ein, dass Energiesparen für ihn zur Lebensaufgabe würde.

✔ Trotz aller kleinen Erfolge war der Weg auch anstrengend. Immer musste er sich nach außen positionieren, seine Grenzen verteidigen, auf sein Recht auf Pause bestehen. Das war für alle Beteiligten anstrengend und er hatte Freunde verloren.

✔ Er hatte aber auch Freunde gewonnen, hatte erlebt, auf wen er sich wirklich verlassen konnte. Es tat ihm oft leid, seinen Teil zur Freundschaft nicht mehr so umsetzen zu können, wie er es gern getan hätte. Umso wichtiger waren die Freunde, die nicht danach fragten.

✔ Er hatte ganz neu herausbekommen, was ihm im Leben wirklich wichtig war. So oft hatte er entscheiden müssen, ob er lieber duschte oder kurz telefonierte, ob er lieber kochte oder aufräumte, ob er lieber kurz las oder Musik hörte. So genau wie jetzt hatte er sich und seine Prioritäten bisher nicht gekannt.

✔ Seit er besser auf sich achtete, nahm er seine Erschöpfung immer früher wahr. Manchmal dachte er, dass er inzwischen bei einem Erschöpfungsgrad aufhörte, bei dem er am Anfang gedacht hatte, er sei erholt genug, anzufangen.

✔ Manchmal überkamen ihn Selbstzweifel. Dann dachte er daran, dass er recht früh schon zwanzig Kilometer auf seinem E-Bike hatte radeln können, und nun waren noch nicht viele Kilometer dazu gekommen. Dann aber fiel ihm ein, dass diese zwanzig Kilometer am Anfang sein komplettes Tagewerk gewesen waren. Jetzt konnte er hinterher noch duschen, kochen und kurz telefonieren.

✔ Am schwierigsten war es für ihn, wenn er längere Zeit besonders gut auf sich geachtet hatte. Dann merkte er die Krankheit nur daran, dass er ab mittags müde wurde. Und das fühlte sich an wie früher. Da war er mittags auch immer müde gewesen und hatte sich einfach etwas zusammengerissen. Vielleicht hatte die Körper-Fabrik gar keinen Schaden mehr? Ob er einfach mal etwas trainieren sollte? Meist machte schon der erste Versuch klar, dass die Körper-Fabrik noch immer einen großen Schaden hatte.

✔ Abgekühlt war seine Schwärmerei für Sympa. Inzwischen kam er nur noch selten mit ihrer quirligen Überdrehtheit klar. Wie hatte er das je attraktiv finden können?

✔ Stattdessen hatte er sich mit Paras angefreundet. Das war die größte Überraschung. Hatte er Dr. P. anfangs nur für einen notwendigen aber lästigen Beamten gehalten, so genoss er es inzwischen, ihm in aller Ruhe bei der Arbeit zuzusehen. Er unterstützte ihn gern, indem er ihm notwendige Dinge anreichte oder ihm Sympa vom Leibe hielt. Sie duzten sich nun, und Peer hatte sich fest vorgenommen, die neue Freundschaft auch für den Fall zu pflegen, dass die Körper-Fabrik eines Tages wieder tadellos laufen würde. So ein Defekt in der Körper-Fabrik hatte kaum etwas Gutes. Die Freundschaft zu Paras aber betrachtete Peer als etwas, das er nicht mehr missen wollte.

NACHWORT

Peer war aufgebrochen, den Schaden seiner Körper-Fabrik zu reparieren. Dieses Ziel hat er nicht erreicht, dafür aber andere.

So geht es mir auch. Vor drei Jahren bin ich aufgebrochen, möglichst schnell wieder gesund und leistungsfähig zu werden. Das hat nicht geklappt. Aber auf dem Weg zu mehr Teilnahme am Leben habe ich viele andere Ziele erreicht, die ich inzwischen nicht mehr missen möchte.

Nach drei Jahren strengen Pacings sehe ich deutliche Fortschritte, auch wenn ich von einer Arbeitsfähigkeit oder einem „wie früher" weit entfernt bin. Wenn ich inzwischen schlechte Tage habe, dann geht es mir besser als am Anfang an guten. Die Liste der Dinge, die ich nebenbei erledige, ohne sie in die Energiebilanz einzurechnen, wird immer länger. Das Radio läuft wieder nebenher.

Die Zeit, die ich am Stück mit anderen Menschen verbringen kann, wächst jedes Jahr um etwa eine Stunde. Zu den beglückenden Dingen gehört es, dass ich Livemusik nicht nur wieder aushalten, sondern auch genießen und im gewissen Rahmen selbst machen kann.

Die Krankheit hat mich aufgefordert, über die grundsätzlichen Fragen des Lebens noch einmal ganz neu nachzudenken: Was macht mich aus, wenn die Selbstwirksamkeit verloren geht? Was zählt, wenn nichts mehr bleibt? Was trägt mich, wenn ich es selbst nicht mehr kann? Über dieses Nachdenken bin ich dankbar, frage mich aber immer wieder, warum ich dafür eine so einschneidende Krankheit gebraucht habe. Ich hatte mich schon vorher für nachdenkend und reflektiert gehalten.

Zu diesem Nachdenken gehört auch ein noch tiefergehendes Nachdenken über meinen Glauben. Ich bin froh, dass ich mir meinen Lebenssinn nicht selbst anfertigen muss, sondern von Gott geschenkt bekommen habe; ganz unabhängig von meiner persönlichen Leistung und Leistungsfähigkeit. Wenn Gott mich auch ohne mein aktives Zutun liebt, kann ich mich auch darin üben.

Nachdenklich macht mich der Umgang unserer Gesellschaft mit einer Krankheit, die den Werten unserer Leistungsgesellschaft so extrem widerspricht. Wie schwer es unserer Welt doch fällt, auszuhalten, dass manche Menschen nicht mehr an und über ihre Grenzen gehen dürfen.

Noch habe ich die Hoffnung nicht aufgegeben, dass wir Betroffenen der Gesellschaft beim Umdenken helfen können. Auch Gesunden täte ein gewisses Maß an Ruhe und Müßiggang gut und auch sie sind mehr als die Summe ihrer Leistungen.

Nachdenklich macht mich auch die Bereitschaft der Politik, der Medizin und der Gesellschaft, LongCovid und ME/CFS unerforscht, unbehandelt und unberücksichtigt zu lassen. Immer mehr Menschen verschwinden aus der Öffentlichkeit, ohne dass unsere Zivilgesellschaft reagiert.

Werden wir wirklich nicht vermisst im Beruf, im Ehrenamt, beim Sport, im Gottesdienst, im Restaurant? Werden nicht wenigstens unsere Steuern und unsere Kaufkraft vermisst? Und vermisst niemand unsere Angehörigen, die vor lauter Pflege und dem Sich-Kümmern-Müssen vollkommen überlastet sind?

Immer öfter frage ich mich, was genau eigentlich Gesundheit ist. Wie gesund ist es, immer mehr zu wollen? Wie gesund ist es, der Ruhe so wenig Platz zu gönnen? Manchmal fühlt sich mein ruhiges neues Leben gesünder an als mein altes.

Wenn man nur noch für einen Bruchteil des bisherigen Pensums Kraft hat, muss man Prioritäten setzen. Es freut mich, dass ich lernen darf, welche meine sind. Aber auch hierbei frage ich mich, warum es dafür eine so dermaßen einschneidende Krankheit gebraucht hat.

Auf meinem Weg finde ich Vieles, das mich glücklich macht. Das alles sollte aber nicht darüber hinwegtäuschen, was für einen irrwitzig hohen Preis wir Betroffenen für diese Horizonterweiterungen bezahlen.

Um nur ein Beispiel zu nennen, welche Einschränkungen die Krankheit für „moderat bis mild" Betroffene bereithält: Auch ich sehne die Zeit herbei, in der ich mehr hinbekomme, als nach einem strengen Energiespar-Tag abends die Chorprobe zu besuchen. Dieses Mehr könnte zum Beispiel sein, folgenlos und ohne darüber nachzudenken hinterher mit den anderen noch in die Kneipe zu gehen.

Von Maria A. Sinning sind bereits erschienen:

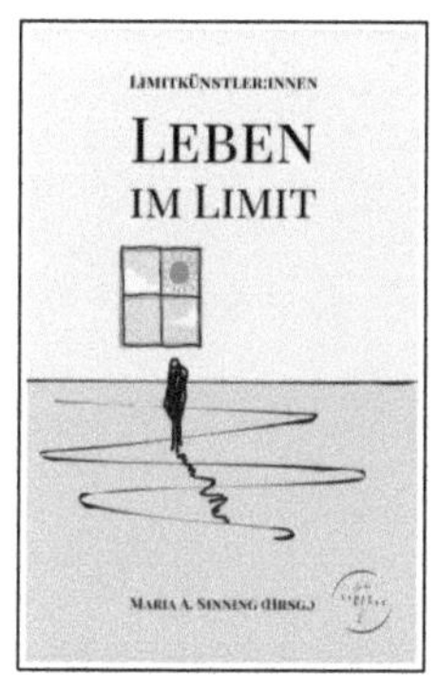

Limitkünstler:innen
Leben im Limit
Maria A. Sinning (Hrsg.)
2024

Wie blickt man zuversichtlich aufs Leben angesichts einer Krankheit, die jede Möglichkeit einer Lebensgestaltung auf ein Minimum beschränkt?

34 Limitkünstler:innen machen sich trotz aller krankheitsbedingten Einschränkungen auf Spurensuche nach Hoffnung, Glück und Lebensfreude.

Wie Schneewittchen im Sarg

Mein Leben mit LongCovid. 2022

Energiesparmodus

Mein Leben mit LongCovid 2. 2022

Jakob hinkt nicht mehr

Ein Freiburg-Krimi. 2023

Der erste Krimi, in dem eine an LongCovid und ME/CFS erkrankte Kommissarin ermittelt!